U0071560

思想觀念的帶動者
文化現象的觀察者
本土經驗的整理者
生命故事的關懷者

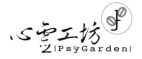

MentalHealth

黑暗來襲，風暴狂飆，讓生命承載著脆弱與艱辛

猶如汪洋中一塊浮木，飄向無盡混沌迷霧

勇敢接受生命中的不完美，視為珍寶禮物

懷著信心、希望與愛，重燃生命，點亮靈魂！

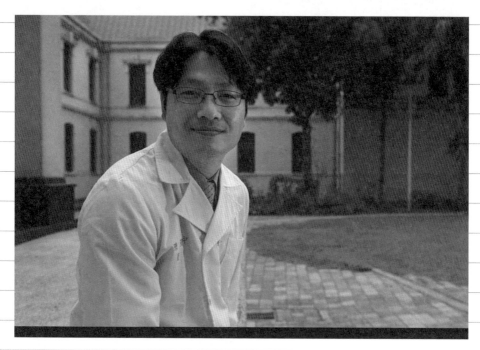

夜夜好眠

擁抱睡神，不再失眠

啟動好眠三步驟、輕鬆入睡七祕方
從此和失眠說拜拜，夜夜享好眠！

臺大醫師到我家

精神健康系列

陳錫中———著

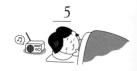

【總序】

視病如親的具體實踐

高淑芬

　　我於2009年8月，承接胡海國教授留下的重責大任，擔任臺大醫學院精神科、醫院精神醫學部主任，當時我期許自己每年和本部同仁共同完成一件事，而過去四年已完成兩次國際醫院評鑑（JCI），國內新制醫院評鑑，整理歷屆主任、教授、主治醫師、住院醫師、代訓醫師於會議室的科友牆，近兩年來另一件重要計畫是策劃由本部所有的主治醫師親自以個人的臨床經驗、專業知識，針對特定精神科疾病或主題，撰寫供大眾閱讀的精神健康保健叢書，歷經策劃兩年，逐步付梓，從2013年8月底開始陸續出書，預計2014年底，在三年內完成全系列十七本書。

　　雖然國內並無最近的精神疾病盛行率資料，但是由世界各國精神疾病的盛行率（約10～50%）看來，目前各

種精神疾病的盛行率相當高，也反映出維持精神健康的醫療需求量和目前所能提供的資源是有落差。隨著全球經濟不景氣，臺灣遭受內外主客觀環境的壓力，不僅個人身心狀況變差、與人互動不良，對事情的解讀較為負面，即使沒有嚴重到發展為精神疾病，但其思考、情緒、行為的問題，可能已達到需要尋求心理諮商的程度。因此，在忙碌競爭的現代生活，以及有限的資源之下，這一系列由臨床經驗豐富的精神科醫師主筆的專書，就像在診間、心理諮商或治療時，可以提供國人正確的知識及自助助人的技巧，以減少在徬徨無助的時候，漫無目的地瀏覽網頁、尋求偏方，徒增困擾，並可因個人問題不同，而選擇不同主題的書籍。

即使是規律接受治療的病人或家屬，受到看診的時間、場合限制，或是無法記得診療內容，當感到無助灰心時，這一【臺大醫師到我家・精神健康系列】叢書，就像聽到自己的醫師親自告訴你為什麼你會有困擾、你該怎麼辦？透過淺顯易懂的文字，轉化成字字句句關心叮嚀的話語，陪伴你度過害怕不安的時候，這一系列易讀好看的叢書，不僅可以解除你的困惑，更如同醫師隨時隨地溫馨的叮嚀與陪伴。

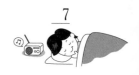

　　此系列叢書最大的特色是國內第一次全部由臺大主治醫師主筆，不同於坊間常見的翻譯書籍，不僅涵蓋主要的精神疾病，包括自閉症、注意力不足過動症、早期的精神分裂症、焦慮症、失智症、社交焦慮症，也討論現代社會關心的主題，例如網路成癮、失眠、自殺、飲食、兒童的情緒問題，最後更包括一些新穎的主題，例如親子關係、不想上學、司法鑑定、壓力處理、精神醫學與遺傳基因。本系列叢書也突顯臺大醫療團隊的共同價值觀——以病人為中心的醫療，和團隊合作精神——只要我們覺得該做的，必會團結合作共同達成；每位醫師對各種精神疾病均有豐富的臨床經驗，在決定撰寫主題時，大家也迅速地達成共識、一拍即合，立即分頭進行，無不希望盡快完成。由於是系列叢書，所以封面、形式和書寫風格也需同步調整修飾，大家的默契極優，竟然可以在忙於繁重的臨床、教學、研究及國際醫院評鑑之時，順利地完成一本本的書，實在令人難以想像，我們都做到了。

　　完成這一系列叢書，不僅要為十七位作者喝采，我更要代表臺大醫院精神部，感謝心靈工坊的總編輯王桂花女士及其強大的編輯團隊、王浩威及陳錫中醫師辛苦地執行編輯和策劃，沒有他們的耐心、專業、優質的溝通技巧及

時間管理，這一系列叢書應該是很難如期付梓。

　　人生在世，不如意十之八九，遇到壓力、挫折是常態，身心健康的「心」常遭到忽略，而得不到足夠的了解和適當的照顧。唯有精神健康、心智成熟才能享受快樂的人生，臺大精神科關心病人，更希望以嚴謹專業的態度診療病人。此系列書籍正是為了提供大眾更普及的精神健康照護而產生的！協助社會大眾的自我了解、回答困惑、增加挫折忍受度及問題解決能力，不論是關心自己、孩子、學生、朋友、父母或配偶的身心健康，或是對於專業人士，這絕對是你不可或缺、自助助人、淺顯易懂、最生活化的身心保健叢書。

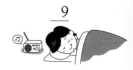

【主編序】

本土專業書籍的新里程

王浩威、陳錫中

　　現代人面對著許多心身壓力的困擾，從兒童、青少年、上班族到退休人士，不同生命階段的各種心身疾患和心理問題不斷升高。雖然，在尋求協助的過程，精神醫學的專業已日漸受到重視，而網路和傳統媒體也十分發達，但相關知識還是十分片斷甚至不盡符實，絕大多數人在就醫之前經常多走了許多冤枉路。市面上偶爾有少數的心理健康書籍，但又以翻譯居多，即使提供非常完整的資訊，卻也往往忽略國情和本土文化的特性和需求，讀友一書在手，可能難以派上實際用途。

　　過去，在八〇年代，衛生署和其他相關的政府單位，基於衛生教育的立場，也曾陸續編了不少小冊式的宣傳品。然而，一來小冊式的內容，不足以滿足現代人的需

要；二來，這些政府印刷品本身只能透過分送，一旦分送
完畢也就不容易獲得，效果也就十分短暫了。

於是整合本土醫師的豐富經驗，將其轉化成實用易懂
的叢書內容，成為一群人的理想。這樣陳義甚高的理想，
幸虧有了高淑芬教授的高瞻遠矚，在她的帶領與指揮下，
讓這一件「對」的事，有了「對」的成果：【臺大醫師到
我家‧精神健康系列】。

臺大醫院精神醫學部臥虎藏龍，每位醫師各有特色，
但在基本的態度上，如何秉持人本的精神來實踐臨床的工
作是十分一致的。醫師們平時為患者所做的民眾衛教或是
回應診間、床邊患者或家屬提問問題時的口吻與內容，恰
好就是本書系所需要的內涵：儘可能的輕鬆、幽默、易
懂、溫暖，以患者與家屬的角度切入問題。

很多人都是生了病，才會積極尋求相關資訊；而在
尋尋覓覓的過程中，又往往聽信權威，把生病時期的主權
交託給大醫院、名醫師。如果你也是這樣的求醫模式，這
套書是專為你設計：十七種主題，案例豐富，求診過程栩
實，醫學知識完整不艱澀，仿如醫師走出診間，為你詳細
解說症狀、分享療癒之道。

編著科普類的大眾叢書，對於身處醫學中心的醫師們

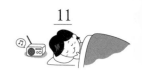

而言，所付出的心力與時間其實是不亞於鑽研於實驗室或科學論文，而且出書過程比預期的更耗工又費時，但為了推廣現代人不可不知的心身保健的衛教資訊，這努力是值得的。我們相信這套書將促進社會整體對心身健康的完整了解，也將為關心精神健康或正為精神疾患所苦的人們帶來莫大助益。

這樣的工作之所以困難，不只是對這些臺大醫師是新的挑戰，對華文的出版世界也是全新的經驗。專業人員和書寫工作者，這兩者角色如何適當地結合，在英文世界是行之有年的傳統，但在華文世界一直是闕如的，也因此在專業書籍上，包括各種的科普讀物，華人世界的市面上可以看到的，可以說九成以上都是仰賴翻譯的。對這樣書寫的專門知識的累積，讓中文專業書籍的出版愈來愈成熟也愈容易，也許也是這一套書間接的貢獻吧！

這一切的工程，從初期預估的九個月，到最後是三年才完成，可以看出其中的困難。然而，這個不容易的挑戰之所以能夠完成，是承蒙許多人的幫忙：臺大醫院健康教育中心在系列演講上的支持，以及廖碧媚護理師熱心地協助系列演講的籌劃與進行；也感謝心靈工坊莊慧秋等人所召集的專業團隊，每個人不計較不成比例的報酬，願意投

入這挑戰；特別要感謝不願具名的黃先生和林小姐，沒有
他們對心理衛生大眾教育的認同及大力支持，也就沒有這
套書的完成。

　　這是一個不容易的開端，卻是讓人興奮的起跑點，相
信未來會有更多更成熟的成果，讓醫病兩端都更加獲益。

【自序】

幸福好好眠

陳錫中

　　當夜緩緩降臨，宣告一天的尾聲即將來到，白天熱烈活動的身軀本應將休養生息，隨著大地沉入睡夢，不料卻是有愈來愈多的人如坐針氈，反而全身細胞帶著警醒，絲毫無法放鬆。

　　暗夜裡，失眠的人既感沮喪又無奈，縱使腦裡已發出不下千萬遍的指令，告訴自己要好好休息，小羊兒數了又數，終究是清明迎天明。

　　而那些碰到枕頭就夢周公的人則完全無法理解為何會睡不著，不是想睡就睡嗎？我們也常聽到不曾為失眠困擾的人們告訴那些夜夜睜眼到天亮的人說：「你就是太閒了，想東想西的才會睡不著。」「簡單哪，讓自己再累一點就可以睡著。」「放輕鬆嘛，何必跟自己過不去？！」

這些話聽在深受失眠所苦的人耳裡，真是百口莫辯啊！常常，眼看床伴話還沒落地鼾聲已起，那孤單挫敗的心情，就像夜的黯黑，漫漫無盡頭，言語難以表述萬一。

事實上，失眠的人並不孤單，面對與處理失眠也不難，只要你願意花點時間仔細剖析自己的睡眠保健模式，耐心地和無法立竿見影的治療策略長期共處，失眠真的不難對治。

長期投入社區公共衛生的經驗讓我瞭解到，幫助人的事物不需要太困難。能夠讓需要的人對於助人方法「真知力行」才是最花功夫的。從臨床照顧失眠個案的經驗中，我理解到個案的種種難處，也從實務照顧學習到如何讓個案願意嘗試許多耗時、但卻可永續的治療模式。這些和個案的豐富互動內涵，平時隨興地在診間流動，因為整理這本書讓我有機會系統地彙整成冊，介紹給大家。

坊間介紹失眠的健康叢書各有特色，這本書則希望透過更直接的方式，以讀者需求為出發點，將艱澀與拗口的醫學名詞轉化成最平民化的語彙。這樣的嘗試肯定會更貼近讀者，但也難免簡化了原本複雜深奧的知識。儘管如此，最終是希望能將正確的觀念傳遞給讀者。

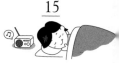

15

　　本書在編排上，模擬醫師和讀者在輕鬆的環境中分享有趣、最新穎的睡眠知識，一開始先描述睡眠生理，接著談到健眠增能之道。一旦出現失眠症狀時，就必須區分失眠的嚴重度，以及是否需要特別的治療。若需要醫師的協助，哪些工具可以協助診斷、哪些是造成失眠的根本原因都會逐一說明；最後則是談談各種藥物或非藥物治療的選擇。

　　詳細解釋並回答讀者最關心的睡眠問題，是本書另一個特色，例如：「老人家睡得少是正常的嗎？」「為什麼失眠的人累得要死，還是睡不著？」「我明明因為失眠來看醫師，醫師幹嘛一直問我的心情好不好？」「我需要接受睡眠檢查嗎？」「失眠就一定要吃安眠藥嗎？」「安眠藥會不會愈吃愈多？會不會上癮？」「吃安眠藥出現夢遊是怎麼一回事？」「醫師說我只是失眠，為什麼開抗憂鬱藥給我？」等等，期盼幫助讀者解開困惑那已久、不容易在診間問明白的重重疑問。

　　我相信，如果醫師和患者對於彼此將要面對的處境有共同的瞭解、有可溝通的語言，這些紮實的基本功就能成就一場漂亮的戰役，失眠的治療會更順利更有效。

　　本書的完成首應歸功於我曾經照顧過的患者，若不
是他們深受失眠所苦，我不會有機會將大家與失眠抗戰的
心得與經驗分享給其他人。此外，也要感謝引領我進入睡
眠醫學領域的先師李宇宙醫師，在他辛苦打下的根基上，
我有餘力繼續承繼照顧失眠患者的使命，並逐步朝向更完
善的療癒目標。同時，更要感謝心靈工坊的企劃總監莊
慧秋，是她讓這本書鮮活了起來，真正和讀者在一起。最
後，謝謝始終陪伴著我的家人，Ariel、Nicole和Sophie，
你們的支持讓我覺得犧牲假日與睡眠編著這本書是值得驕
傲的！

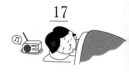

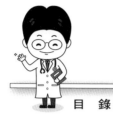

目　錄

【前言】

健康幸福的大事

　　失眠真的好痛苦啊！明明身體很累，腦子卻停不下來，躺在床上翻來覆去，就是睡不著。數羊、聽音樂、喝牛奶、泡澡，通通沒有用。愈躺愈焦慮，睡眠不足的話，明天哪有精神上班啊？

　　胡小姐，四十七歲，壽險公司中高階主管，每天都有開不完的會，作不完的決策，以及繁雜的人事管理問題，長期的工作壓力經常讓她覺得透不過氣來。

　　半年前開始出現失眠情形，晚上不容易入睡，就算睡著，半夜也會起來好幾次。早上起床後常常覺得無精打采、頸部酸痛、肌肉緊繃、疲倦頭昏，上班時容易打盹、注意力不集中，或因倦怠而覺得煩躁易怒。一開始她並不以為意，但後來情緒愈來愈差，只好求診精神科醫師，經診斷為憂鬱症，並開始接受藥物治療。

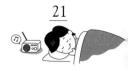

真奇怪,我明明睡覺很正常,從來不熬夜,為什麼白天還是很累,看起來睡眼惺忪?!不知情的人,還以為我天天泡夜店哩!

王先生,三十八歲,資訊公司業務經理,身體無特殊疾病,睡眠時間也很足夠,但有好幾次開車,眼睛都快睜不開,差點發生擦撞。不到四十歲的他,兩眼有明顯黑眼圈,還有高血壓、高血脂症,整天看起來都非常疲累。

王先生自述,就算晚上睡得鼾聲如雷,白天仍然非常想睡覺,因此到醫院掛號檢查,醫師懷疑他可能有睡眠呼吸中止症,因此從門診轉介安排到睡眠中心做檢查。

以上兩個案例只是眾多睡眠疑難雜症中的其中兩項。根據「台灣睡眠醫學學會」調查,國內有四分之一人口是睡眠障礙的受害者,其中「失眠」的人口比例最高,且人數不斷攀升。

睡覺應該是很自然的事,也是健康生活的基本需求,沒想到對現代人來說,好好睡一覺居然成了奢侈品。

愛美的朋友都知道,好好睡個覺,立刻容光煥發,比

　　任何保養品都有效。睡眠的品質，跟我們的生活品質息息
相關，睡得好，讓人神清氣爽、活力充沛、心情愉快；睡
不好，就會全身沒勁，對什麼都失去興趣，心情低落，甚
至疾病跟著來。健康且品質良好的睡眠，是攸關身心幸福
的每日大事啊！

　　人的一生大約有三分之一的時間在睡覺，但對於「睡
眠」，我們有多少瞭解呢？忙碌又充滿壓力的現代人，要
如何擁有優質的睡眠，享受快樂人生呢？本書要跟各位一
起來探討。

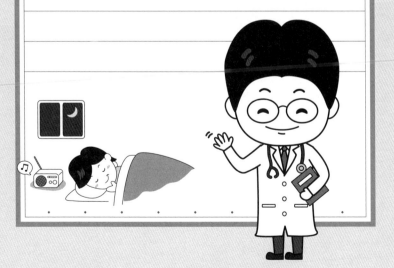

【第一章】

瞭解睡眠

睡眠是人體很重要的一種節律系統，
一旦脫序，
整個樂曲就變成刺耳的噪音，
生命亂成一團……

　　說到睡眠，我們常說是去「夢周公」。但在西方，卻有一則關於睡神的美麗傳說：

　　在古希臘神話中，黑夜女神有一對雙胞胎孩子，一個是睡神西普諾斯（Hypnos），一個是死神沙那妥斯（Thanatos）。兩兄弟長得很像，都是俊俏沈默的美少年，兩人背上都長著一對美麗的翅膀。不同的是，睡神穿著一襲白衣，行動輕盈無聲，舉止優雅從容；死神身穿黑衣，神色憂傷黯淡。

　　他們沈靜的外表如此相似，但所到之處受到的待遇卻有很大的差別。睡神代表喜樂和自在，所以很受歡迎，尤其生病痛苦的人們更渴望藉著入睡而放鬆，紓解苦痛，所以很期待睡神降臨。相反的，死神代表悲傷和恐懼，人人都敬而遠之，避之唯恐不及。

　　沈默的睡神左手拿著一朵罌粟花，右手拿著牛角，牛角裡裝著以親手種植的花草所製成的仙丹妙藥。當黑夜女神拉下夜幕時，睡神便輕輕揮動翅膀，將這些靈丹妙藥灑上大家的眼皮。據說，只要被他的羽翼拂掃而過的人，就會得到一夜安眠。

　　睡神的威力非常強大，當祂揮動羽翼，連天神宙斯

都無法抗拒，立刻深深沉入夢鄉。巧的是，睡神有三個兒子，都是夢境之神，可以幻化成人形、動物及各種物體，穿梭出沒於萬物的睡夢之中。

　　從這個古希臘神話，我們可以知道兩件事：第一，黑夜、睡眠與夢，這三者自古就是一家人。第二，除了罌粟花，睡神居住的地方還種植了薰衣草、桔梗花之類能幫助睡眠的藥草。可見人類早在四千多年前，就懂得使用藥草來幫助睡眠。

睡眠的功能

睡眠三大功能

為什麼我們每天都要睡覺？為什麼睡眠不足，精神就不好？目前的科學研究已經發現，睡眠至少有三個重要的功能，跟我們的身心健康息息相關。

第一個功能，是獲得身體和精神上的休息。睡眠時，全身的細胞和肌肉都可以完全放鬆，消除整天活動所累積的疲憊，讓身心得到修復，所以很累的時候只要好好睡一覺，就可以恢復神清氣爽。

第二個功能，睡眠可以幫助記憶統合。我們白天裡學習或背誦的資訊，會利用晚上睡覺時存進大腦的相關區域，轉化成長期記憶，就像電腦的硬碟一樣，方便日後取用。所以學生要增加記憶力，一定要睡飽，整夜不睡反而效果不佳。

第三個功能，睡眠和生理時鐘緊密相關，會影響體內各種賀爾蒙的分泌，讓身體機能保持最佳狀態，以面對外界生活和壓力的挑戰。

睡眠促進賀爾蒙分泌

　　說到賀爾蒙，很多父母擔心青春期孩子的身高問題，告訴各位一個很重要的祕訣：睡得飽，長得高。以我自己為例，高中的時候，我每天熬夜聽電台節目廖添丁講古，還以為撐起精神多醒著點才能「頂天立地」。顯然地，我搞錯了，當初如果多睡一點，說不定我可以再高一些……

　　因為生長激素是促進青少年長高的重要賀爾蒙，白天分泌量很少，只有在睡眠時才會大量產生，尤其是熟睡期。所以青春期的孩子一定要有足夠的睡眠，好好在睡覺時分泌成長賀爾蒙，才能長得又高又壯。

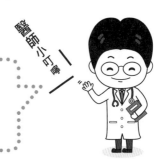

醫學小叮嚀

青春期的孩子，
要睡得飽，才長得高喔！

　　人體有很多賀爾蒙的分泌都跟睡眠有關，白天醒著時候是關掉的，夜晚睡覺時才開始啟動。很顯然，影響賀爾蒙分泌切換的關鍵因素就是光線。例如現在很火紅的褪黑激素，是一種從大腦中樞神經分泌、可以幫助啟動睡眠功

〔圖一〕睡眠與賀爾蒙

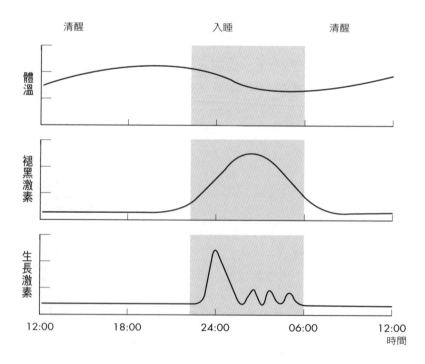

能的賀爾蒙，一旦天黑，光線逐漸黯淡，褪黑激素就開始上升，將睡眠訊號傳遞到全身。

　　從〔圖一〕可以看到體溫、褪黑激素，以及生長激素的分泌，隨著清醒和睡眠而有二十四小時的高低循環週期。每天入夜之後，我們的體溫逐漸下降，褪黑激素與生長激素持續上升。生長激素在前半夜分泌最旺盛，褪黑激素則是在後半夜達到最高。到了凌晨時，體溫開始止跌反彈，此時褪黑激素也跟著下降。這就是睡眠和人體的奧妙，各種賀爾蒙之間井然有序的依循一天的生理時鐘此起彼落，調控著重要的生理功能。

睡眠是重要的節律系統

太陽光線不只影響人體賀爾蒙的分泌，也是大自然節律最重要的主角。古人說：「日出而作，日入而息。」隨著太陽的升起和降落，形成了白天和夜晚，以及四季的交替。生命萬物都因太陽而有了規律的循環和作息。

瑞典有一位知名的植物分類學家卡爾‧林奈（Carl Linnaeus, 1707-1778），他家不用掛時鐘，想要知道時間，只要走進後花園看看植物就知道。牽牛花開了，是早上九點鐘；中午十二點菊苣花會迎著烈日怒放；睡蓮綻放，是下午三點鐘；傍晚六點則有紫茉莉花香撲鼻。

現代上班族「朝九晚五」，依靠時鐘來安排一天的行程；大自然界則是依據生命體的內在節律，展現出完美無瑕的時間和秩序。

大自然有各種不同的節律。日出日落是節律，一天二十四小時是節律，大海的潮汐變化、夜空的月亮圓缺、四季的花開葉落、人間的生老病死，都是自然的節律，周而復始，循環不息。

人體裡也蘊含著不同的節律系統，例如心跳、細胞更新、消化系統、賀爾蒙分泌，都有各自的節律循環。健

康的身體是不同的節律系統很完美的搭配在一起，就像一
首好聽的樂章，有許多樂器同時發出聲音，雖然音質和曲
調各有不同，但亂中有序，彼此呼應，合奏起來很和諧、

〔圖二〕林奈先生的祕密花園

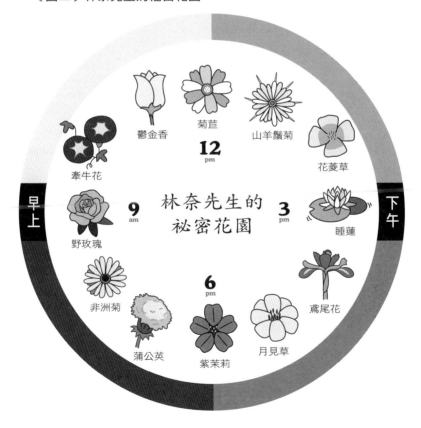

順暢。而身體的節律一旦脫序，整個樂曲就變成刺耳的噪音，生命亂成一團。

　　睡眠是人體很重要的一種節律系統。本書所談論的「睡眠保養」，就是找回良好睡眠的節律，讓身心回歸到最自然順暢舒適的狀態。

睡多久才正常？

睡多睡少因人而異

現代人生活忙碌，常常恨不得一天有四十八小時，拚命喝咖啡提神，好像少睡就是賺到。聽說，日理萬機的拿破崙一天只睡三個小時，讓很多人羨慕。不過，也有很多失眠患者來找我，擔心自己睡得太少。到底，一天要睡多久才算正常？睡得多或睡得少，會不會影響健康？

根據行政院主計處的社會發展趨勢調查，國人的睡眠時數在週間平均是八點七個小時，在週末假日會趁機補眠，大約為九小時。平日與假日相差近二十分鐘。其中，嬰幼兒、高齡族和退休族因為沒有上課上班的壓力，睡眠時間就明顯較多。

一般來說，睡眠的長短因人而異，聽說愛迪生一天只睡四小時，而愛因斯坦則要睡滿九小時才過癮。簡單來說，只要白天精神飽滿、有活力，就代表睡眠品質是健康而且足夠的。此外，不同年齡的人，需要的睡眠量也會不同。新生兒一天需要將近十六個小時的睡眠；兒童和青少年也需要較多睡眠，然後漸漸隨著年齡遞減；三十歲之後，總睡眠時數就會慢慢固定；過了五十歲，夜裡醒來的

次數變多，容易早醒；隨著年紀增加，生理時鐘也會逐漸往前推移。

有位朋友告訴我，他從小到現在數十年來，每天只睡四個小時，而且上床後要躺一個小時才睡得著，但是他從來不覺得自己有問題。沒錯，睡眠品質的好壞是主觀感受，如果當事人覺得白天精神飽滿，身心舒暢有活力，生活作息、身體和情緒一切OK，通常就沒有太大問題。

睡太多或太少，多是疾病引起

2002年美國一本非常具有權威性的雜誌《一般精神科彙刊》（*Archives of General Psychiatry*），曾針對數百萬美國人進行一項有關睡眠時數與死亡危險性的關係研究，發現不管是男性或女性，當睡眠時間過短（每天少於三小時）或太長（每天超過九小時），死亡率都會相對提高。

值得注意的是，死亡率的增高，不盡然是因為睡眠時數過多或過少所造成的。睡得太少，通常是因為身體疾病的關係，例如阻塞性肺病或氣喘症患者，晚上常常會咳嗽到無法入睡。癌症或其他疾病引起的身體疼痛，也會嚴重影響睡眠。在這種情況下，其死亡率偏高往往起因於疾病，而不是失眠本身。

至於睡得太多的人，可能因為體力比較虛弱，或是藉由睡眠恢復體力的效能變差了，所以需要比較長的睡眠時間來補足元氣。其死亡率也常跟身體狀況不佳有關，而不是因為睡得太多。

　　所以，不管男性女性，不用太在意睡眠時間的長短，只要注意身體的其他健康問題是否影響了睡眠品質，若是，就需要先行治根，等到身體疾病治療好，睡眠品質自然跟著改善。

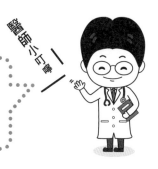

醫師小叮嚀

睡多睡少沒關係，只要白天精神飽滿、身心舒暢有活力，就代表睡眠足夠啦！

睡眠週期

「一覺到天亮」是一種迷思

「醫師，我昨晚幾乎都沒睡，一直在做夢！」門診裡經常聽到這樣的抱怨。到底做夢是有睡還是沒睡？這就牽涉到另一個重要的現象：睡眠週期。

我們常以為睡覺就是躺到床上，一覺到天亮。其實不然。睡眠是一種自然節律，所以也是有固定循環週期的。一個晚上的睡眠，通常有四到六個連續的週期循環，每個循環大約九十分鐘，整個週期呈現出「淺睡→深一點的淺睡→熟睡→漸漸再轉為淺睡→做夢」。其中「淺睡」為睡眠的第一階段，「深一點的淺睡」為睡眠第二階段。第一階段和第二階段是淺睡期，熟睡期則為第三階段。換句話說，整個睡眠週期包含了淺睡第一階段、淺睡第二階段，熟睡期（第三階段），以及做夢期。

從淺睡期到熟睡期的三個階段，是屬於「非快速動眼期睡眠」（non-rapid eye movement sleep, NREM），這時是不會做夢的。經過一段熟睡之後，睡眠又會逐漸變淺，接著就進入「快速動眼期睡眠」（rapid eye movement, REM），也就是一般俗稱的做夢期，豐富的夢境就在這個

階段翩翩降臨。

　　由此可見，我們並不是一覺到天亮，而是有階段性的、斷斷續續地一直在變化，從淺睡進入到深睡，再回到淺睡，然後做夢。接著第二個循環又來了，淺睡、深睡、淺睡、做夢。如此週而復始，一段非快速動眼期加上一段快速動眼期，不斷循環，組成了〔圖三〕的睡眠結構圖。

〔圖三〕睡眠結構

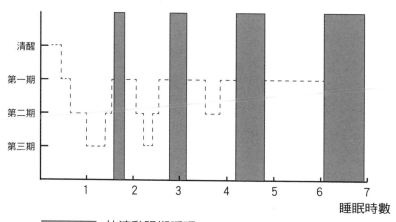

非快速與快速動眼期

讓我舉個常見的小例子，來解釋什麼是「非快速動眼期睡眠」：

學生在上課或聽演講時，眼皮開始沈重，輕微打瞌睡恍神，是第一階段的淺睡期。然後真的睡著了，上課內容通通沒聽見，但是一聽到老師說「下課！」、同學收拾東西和桌椅挪動的聲音，卻可以馬上醒來，起身和大家一起走出去，這是第二階段的淺睡期。如果同學都下課走光了，卻還趴在位子上睡得不省人事，就是進入第三階段的熟睡期。

〔圖四〕非快速動眼期

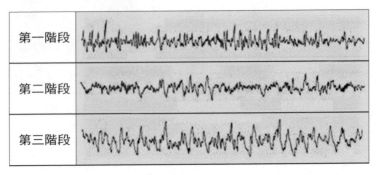

第一階段	
第二階段	
第三階段	

　　〔圖四〕是「非快速動眼期」各階段的腦波變化。第一階段的高度很小，但是很密，像小草一樣；第二階段出現比較大的波幅；第三階段幾乎都是大波幅。意思就是，當我們愈睡愈熟時，腦波的震幅愈來愈大，腦波的頻率也愈來愈慢，愈不能反應外界刺激。

　　至於「快速動眼期睡眠」，只要觀察小朋友睡覺，當他們的眼皮一直跳動，眼珠子好像不斷滾來滾去，就是進入做夢期了。

　　在非快速與快速動眼期這兩個階段中，身體的變化也不同〔圖五〕。「非快速動眼期」從淺眠到熟睡，功能是讓身體休息，所以這時期的呼吸緩和規律、血壓穩定；腦部的耗氧下降；體溫處於恆溫；陰莖不常勃起，整個人呈現休息、深度放鬆的狀態。進入「快速動眼期」之後，功能是情緒的整理和長期記憶的儲存。在這個階段的睡眠，心跳和呼吸變得不規律；平時可自由控制的肌肉張力下降；腦部耗氧增加，氧氣的需求和清醒時一樣，腦子很忙，呼吸、體溫和血壓也跟著大腦而變化。

　　前面說過「快速動眼期」就是做夢期。這時候的肌肉張力是下降的，所以身體不會跟著夢境行動，這一點很重要，例如夢到和人打架，如果手部可以移動，就一拳揮出

去，不小心打到枕邊人，那可就不妙啦。這也可以解釋一種常見的惡夢現象：有時候，做夢到一半，意識突然醒過來，但是身體卻動不了，因為肌肉張力還來不及復原，這就是俗稱「鬼壓床」的狀態。這時，當事人難免很驚慌，其實這並不是靈異事件，而是一般人偶爾也會出現的生理狀況，只要稍待幾分鐘，肌力復原了，就可以自由起身移動了。

〔圖五〕睡眠期生理狀況

生理上的不同　　　睡眠期	非快速動眼期睡眠	快速動眼期睡眠
心跳速率大	規律	不規律
呼吸速率	規律	不規律
血壓	規律	變動性
骨骼肌肌力	保留	消失
腦部氧氣消耗	下降	增加
氧氣的反應	跟清醒時一樣	跟清醒時一樣
體溫	恆溫性	變溫
陰莖勃起、陰核腫脹	不常	時常

惡夢與鬼壓床

　　「快速動眼期」就是做夢期。這時候的肌肉張力是下降的，所以身體不會跟著夢境行動。

　　這也可以解釋一種常見的噩夢現象：有時候做夢到一半，意識突然醒過來，但身體卻動不了，因為肌肉張力還來不及復原，就是俗稱「鬼壓床」的狀態。其實這是一般人偶爾也會出現的生理狀況，只要稍待幾分鐘，肌力復原了，就可以自由起身移動了。

做夢期的重要功能

　　從圖三可以看到，每個睡眠循環的結構並不一樣。剛睡著的時候，身體需要先釋放疲憊和休息，所以深睡期比較長，做夢期較短。到了後半夜，開始進行整理情緒和儲存記憶的功能，深睡期變短，睡眠變淺，「快速動眼期」變長，繽紛的夢境就熱鬧上場了。

　　從以上分析可以知道，「昨夜我都在做夢，都沒有睡。」這句話是有問題的，因為做夢本身就是睡眠的一部分。夜間多夢的人，其實仍然有入眠，但很可能深睡期變少了。各種的夢境，其實也反應出我們白天所面對的精神壓力！

　　相反的，很多人不記得夢境，就以為自己不會做夢，其實不然，腦神經趁著我們睡覺的時候，默默做了很多工作，只是我們不知道罷了。倒是失智症末期的長輩不太會做夢，因為他們儲存記憶的功能已嚴重退化。

　　做夢期可以釋放情緒的壓力，並儲存白天的學習成果，所以，對身心健康很重要。既然做夢可以幫助記憶，我要趁機提醒年輕學子們，千萬不要臨時抱佛腳，熬夜K書不睡覺，學習內容反而很容易忘掉。最好將睡眠時間拉長一點，要能夠進入做夢期，才可以將課業內容存入大腦的記憶體，以加強學習功效。

　　既然做夢是好事，為什麼我們卻經常無法把夢作完，每每在最緊要的關頭醒過來？如果是惡夢，醒來也就罷了，最懊惱的是美夢正甜，卻突然被打斷，醒來難免無限悵然。「自古多情空遺恨，好夢由來最易醒。」清朝詩人史清溪就以詩句發出了幽幽的長嘆。

這其實也跟睡眠週期有關。因為做夢期多半集中在後半夜，此時本來就比較淺眠，比較容易覺察到夢境，而且此時睡眠時間差不多夠了，加上天色漸亮，周邊環境的人聲、鳥聲、車聲、電話聲、鬧鐘聲……逐漸增多，讓人很容易醒來，只能擁抱著未完的美夢而依依不捨。

【第二章】

健康睡眠之道

啟動好眠的三大要素、睡眠保健的七個祕方、
身心放鬆的腹式呼吸……
健康、幸福人生，
從一夜好眠開始！

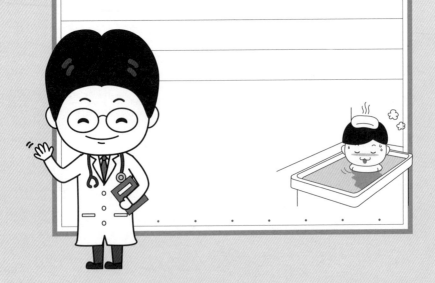

　　說到健康的睡眠，基本的第一要件就是睡眠要充足。但是對忙碌的現代人來說，恐怕連這一點都不容易做到。

　　古人「日出而作，日入而息」，隨著太陽的節律來調整生理時鐘，是最自然的生活形態。自從愛迪生發明電燈之後，天黑了，燈卻亮了，夜晚變得非常熱鬧，人們可以加班、吃飯、看電影、聊天、應酬、逛街、上網、看書、運動、從事各種休閒娛樂。只要稍不留意，就很容易熬夜，打破正常睡眠的規律。

　　有熬夜經驗的朋友都知道，如果是偶爾熬夜，並沒有大礙，隔天補眠一下，很容易把生理時鐘調整回來。但是如果長時間熬夜成習慣，生理時鐘就改變了，逐漸變成夜貓子，這時想要調回早睡早起的狀態，難度就變高。即使早早上床，躺在床上就是睡不著，翻來覆去，最後只好放棄，乾脆起床看電視或上網，繼續夜貓子的生活形態。

　　熬夜的陷阱最常發生在放假時，例如學生的寒暑假及上班族的多天連假。沒有了上課上班的規範，人很容易鬆懈，日常作息的節律不知不覺往熬夜那一端傾斜而去。

　　為什麼我們的作息不是往早睡早起的方向傾斜，而是往晚睡晚起的方向傾斜呢？這牽涉到一個很重要的生理現象：熬夜容易，早睡難。我們先來看看一個有趣的實驗。

生理時鐘與規律作息

1961年，生物時鐘研究的先驅者，德國的阿秀夫
（Aschoff）博士建造了一個幽暗的地下室，準備充分的食
物飲水和生活必須用品，讓一群自願受試者待在這個完全
隔絕自然光線的密閉空間。

第一個星期，在房間內擺放時鐘，讓受測者知道外面
世界的節奏，然後記錄他們睡覺與起床的時間。結果發現
這一組人的作息時間都很固定、很正常。

第二個星期開始，拿掉時鐘。受測者沒有自然光線
和時鐘的輔助，完全失去時間概念，也看不到外面的人在
做什麼，只能憑著身體感覺來安排每天的作息：起床、用
餐、看書、運動、就寢。結果發現，當時間的訊號消失
後，這些人睡覺和起床的時間漸漸往後延，兩個星期之
後，他們的一天變得愈來愈長，平均超過二十五小時，有
人甚至拉長到二十七小時，上床時間愈來愈晚，睡眠時間
也變長了。

這個實驗告訴我們一個很重要的概念：約日節律
（circadian rhythm），也就是我們常說的生理時鐘，以
「一日」為單位的時間循環。它的字源來自拉丁文，前

面「cir」是around，約略、差不多，後面「cadian」是twenty four hours，合起來就是「一天大約二十四小時」。

我們的身體內有很多個生理時鐘，依照日夜節律進行不斷重複的週期循環。掌管所有生理時鐘的最高總司令，是位於大腦的上視交叉神經核（suprachiasmatic nucleus, SCN），左右腦兩邊各有一個，透過眼睛與外界連結。我們常說「眼睛是靈魂之窗」，會流露內心的感情和祕密，其實就功能而言，它也是幫助生理時鐘正常運作的一大功臣呢。

當眼睛將外界光線訊息傳達給大腦，例如天亮了、天黑了，上視交叉神經核就開始啟動，透過賀爾蒙和神經功能，通知人體其它系統進行運轉。賀爾蒙走到哪裡，哪裡就開始動，什麼時候體溫該上升、什麼時候血壓該下降、腸胃系統何時該蠕動、睡意何時爬上來……都是透過上視交叉神經核進行指揮和調控。

所謂「健康的身體」，就是上視交叉神經核一喊開工，全身的生理時鐘都按部就班，依循各自的節律正常運轉，彼此分工合作，該吃就吃，該睡就睡，該醒就醒，宛若一個樂團，配合外界的大自然節律，共同演出美妙和諧的奏鳴曲。

　　上視交叉神經核是依據眼睛傳來的光線訊息來發號施令。因此當光線完全消失，生理時鐘就會產生變化。當我們到國外旅行，必須調整時差，也是跟光線有關：本來應該睡覺的時候，外面卻是大白天，而到了該起床的時候，外面卻是黑夜，外在的光線訊息跟體內的生理時鐘不一致，讓睡眠節奏產生錯亂，但只要經過幾天的調整，生理時鐘又會跟光線同步，產生新的睡眠節律。

　　這個暗室實驗最大的貢獻，是告訴我們：如果不是鬧鐘叫我們起床；如果不是看到陽光升起；如果不是早上必須出門去上學上班；如果不是有固定的三餐時間等等外在的刺激和規範，完全放任自己來安排作息，一天就不只是二十四小時，因為人體的生理時鐘週期，一天可以長達二十五至二十七個小時，而且上床時間會自然往後延。

　　這也是為什麼在放假的時候，我們經常會晚睡晚起，作息很容易亂掉。要避免落入熬夜的陷阱，我們不能太縱容自己，還是要維持正常的作息節奏，以免一不小心變成夜貓子，等到該上班上課的時候，晚上睡不著，早上起不來，就變成黑眼圈的貓熊族啦！

醫 | 學 | 小 | 常 | 識

為什麼生理時鐘對現代人很重要？

1. 現代人的生活型態愈來愈難配合規律的生理時鐘，
   例如輪班制愈來愈多、夜間娛樂多元豐富。
2. 現代人出國愈來愈頻繁，跨時區移動非常方便迅
   速，時差的適應對人體的生理時鐘、晝夜節律是個
   重大的挑戰。
3. 現代人愈來愈少曬太陽，很多人都在室內度過大部
   分的時間。人類的晝夜節律每天需要一次新的「校
   正」，這對現代人而言是個困難。

醫師，我想變回早起的鳥兒。

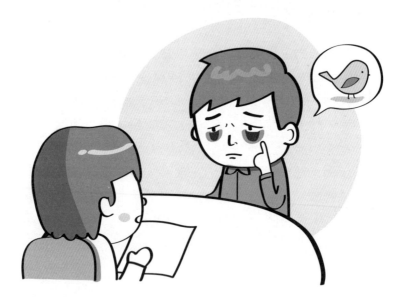

啟動好眠的三大要素

電影「亂世佳人」在片尾時，女主角郝思嘉看著戰爭過後百廢待舉的殘破家園，說了一句至理名言：「管它的，先好好睡一覺，明天起來再說吧！」

從睡眠醫學的角度來看，這句話值得傳誦千古。不管生活面對多少困難，能夠好好睡一覺，讓身心得到休息和滋養，睡飽起床又是一條好漢，才有元氣面對各種挑戰。擁有一夜好眠，可說是幸福人生最基本的要素。

「醫師，我也知道睡眠很重要，但就是睡不著啊！怎麼辦？」很多失眠患者這樣問。其實，要召喚睡神並不困難，只要掌握三個重要原則：一、規律的作息；二、累積足夠的睡眠能量；三、身心放輕鬆。當這三大要素俱足，自然可以輕輕鬆鬆走進夢鄉。

培養規律的作息

要擁有健康的睡眠，第一個關鍵就是規律的作息，把睡眠生理時鐘調整到穩定的節律。

前面我們提到，如果放任自己想睡再睡，生理時鐘一定會往後延，變成晚睡晚起的夜貓族。最明顯的例子是，

很多孩子在中小學時期作息都很正常，早上六點半起床，吃完早餐到學校，晚上十點多上床睡覺。上了大學離家外宿之後，作息便開始亂掉，晚上不捨得睡，白天不願意醒，早上的課不是遲到就是睡眼惺忪。小時候養成的好習慣，長大後都瓦解了。

我曾經碰過準研究生在開學前夕緊急來求診，想要將生理時鐘調整成早睡早起，因為上了研究所之後，每天早上必須準時到實驗室，不能再像大學時代一樣每天廝混到半夜。只是變成夜貓子很容易，要重新變回早起的鳥兒可就困難多了，只好向醫師求救。

培養規律的作息，最好是讓身體跟大自然同步：早晨，陽光透過眼睛告訴大腦天亮了，體溫和血壓開始上升，就是最好的起床時刻；吃早餐讓腸胃蠕動，告訴大腦該清醒工作了；晚上九點過後，體溫和血壓逐漸下降，褪黑激素分泌量上升，身體開始感到疲倦；上床之後關燈，燈光熄滅，大腦就知道該放鬆睡覺了。有了規律作息，只要時間一到，睡眠生理時鐘就會乖乖啟動，幫助我們迅速進入夢鄉。

累積足夠的睡眠能量

「醫師，我要到國外出差，如何以最快的速度調整時差？」「醫師，我晚上老是睡不好，白天一直打瞌睡。但是聽說失眠的人白天盡量不要補眠，是真的嗎？」這兩個常見的問題，都可以用「睡眠能量」（或稱為「睡眠債」）的觀念來回答。

我們的身體能量有一個週期循環。早上起床的時候，經過一夜休息，當然是活力十足，邁著精神抖擻的步伐，出門上課上班。經過一整天的活動和工作，就像電池一點一滴被消耗，身體也慢慢感到疲倦。到了晚上，開始呵欠連連，精神渙散，清醒的能量大幅降低，相對的，睡眠能量正在大幅升高。

夜色愈深，疲倦愈甚，欠下的睡眠債愈多，睡眠能量也愈高。當累積到了足夠的睡眠能量，也就是「累到爆」的時候，睡眠生理時鐘就會啟動，讓我們一心只想躺到床上，滾進睡神的溫暖懷抱。經過一夜好眠，睡眠債還完了，睡眠能量重新歸零，我們又變得精神抖擻，迎接全新的一天。

通常白天愈勞累、消耗愈多體力，睡眠能量就累積愈快。距離起床時間愈久，睡眠能量也累積愈多。所以關於

時差問題，要順利調整時差其中一個方法，就是配合當地
的作息，白天再累都不要睡覺，盡量累積睡眠能量，到了
晚上就比較容易入睡了。

至於失眠的人，要不要利用白天補眠呢？從〔圖六〕
可以看出，夜裡睡眠不足的人，隔天昏昏欲睡，就是欠了
睡眠債。如果白天睡一覺，把睡眠債還掉了，晚上可能又

〔圖六〕睡眠債／睡眠能量

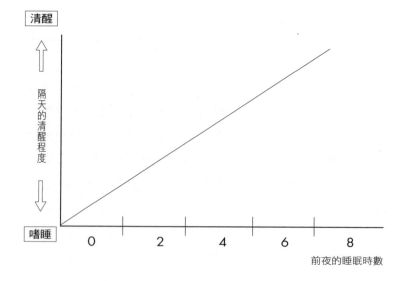

清醒

隔天的清醒程度

嗜睡　　　0　　　2　　　4　　　6　　　8

　　　　　　　　　　　　　　　前夜的睡眠時數

變成睡眠能量不足，無法入睡，形成惡性循環。如果白天精神真的很差，影響到工作品質和效率，小寐一下無妨，電池總是要補充一下，才有力氣為生活打拚，但千萬不要一次睡到飽，要保留一些睡眠能量給夜晚使用，將睡眠品質慢慢調整回來。

身心放輕鬆

相信很多人有過這樣的經驗：出門旅行前夕，常會興奮得睡不著，或者是考試前夕，明明知道該早點睡，養精蓄銳，腦子卻停不下來，緊張到無法入睡。

想要睡好覺，身心都要放輕鬆。興奮、緊張、生氣、害怕、擔心、焦慮、悲傷等情緒的波動，會讓全身的神經系統處在備戰狀態，當「警醒系統」太活躍，睡眠系統就比較難以啟動。「春色惱人眠不得，月移花影上欄杆。」王安石的〈春夜〉裡，連明媚春色都可以讓人失眠，可見詩人的敏感神經，是如何容易被外界撥動。我們雖然不是詩人，但為了擁有一夜好眠，睡前最好盡量維持情緒的平和，讓自己安靜放鬆。

「醫師，我也知道要放輕鬆，但腦子就是停不下來，怎麼辦？」很多患者會這樣問。別擔心，在本章最後，我

會教大家一個簡單的放鬆方法──腹式呼吸，只要躺在床上就可以練習，讓你在毫不費力的一呼一吸之間，迎接睡神的降臨。

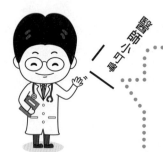

醫師小叮嚀

一天二十四小時制是人類訂出來的。如果我們放任生理時鐘自然作息，一天可能長達二十五至二十七個小時。所以不要太縱容自己熬夜，亂了生活節奏哦。

睡眠保健的七個祕方

上述啟動好眠的三大要素,在日常生活中要如何實行呢?在此提供七個簡單有效的睡眠保健祕方,給追求幸福好眠的讀友參考。

規則的作息時間

試著每天晚上定時就寢,早上定時起床,讓生理時鐘穩定運行。規律的作息時間會成就最有效率的夜眠。

安適的臥室環境和寢具

良好的睡眠環境非常重要,臥室要盡可能的安靜舒適,睡覺前要記得關掉燈光,調整適當溫度,避免噪音干擾。

· 防止噪音:

噪音是都市地區常見的難題。突然的噪音(例如緊急煞車聲、救護車的警笛聲、樓上鄰居有重物落地),或持續吵雜的噪音(例如馬路施工、冷氣機房的運轉聲、歡樂派對的音響聲)都會干擾到睡眠。我們當然希望周遭環境寂靜無聲,但有時候環境條件並無法盡如人意,當房間

內外存在著無法控制或不想聽到的聲響時，你可以製造一些背景聲音，例如打開電風扇，讓扇葉轉動的規律穩定聲響，掩蓋過不悅的噪音，這是一個最簡單的小技巧。

・保持臥室黑暗：

晚上睡覺一定要關燈，保持臥室黑暗，因為光線是讓身體清醒的線索，如果眼皮感覺到光線存在，大腦就會保持部分的醒覺，無法全然放鬆，影響到睡眠品質。

・怡人的溫度：

根據經驗，大多數人在涼爽舒適的臥室中睡得最好。溫度太冷會讓肌肉緊縮，無法放鬆；太熱會讓人煩躁不安，難以入睡，甚至睡到半夜熱醒過來，導致睡眠中斷。兩者都會干擾睡眠品質。

・舒適的寢具：

軟硬適中的舒適床墊，以及乾淨柔軟的床單與棉被，可以讓人擁有幸福感，放鬆進入夢鄉。

遠離酒精、咖啡因和尼古丁物質

咖啡、茶、酒精、香煙等刺激性物質，在睡前四到六小時最好避免攝取。

咖啡因影響睡眠的作用是透過中樞神經興奮劑的功

能，讓人保持警醒狀態。咖啡因成份中含有類似腺甘酸（adenosine）的成份，它會佔據睡眠啟動過程中的一些神經傳導物質的位置，而妨礙到睡眠的正常節律。因此，入夜之後最好不再飲用。

另外，有許多人晚上睡不著時，喜歡利用酒精助眠，這其實不是好方法。酒精雖然會加速進入睡眠，讓入睡時間變短，卻會對睡眠後期的結構造成干擾，讓後半夜易醒或睡不好，總睡眠時數也相對縮短，讓隔天更疲累。而且，一旦養成習慣了，沒有酒就睡不著，變成酒癮，情況將更糟糕。

香煙和其他尼古丁類的產品也屬於刺激性物質，應避免於就寢前或半夜醒來時使用。香煙本身是興奮劑，所以戒煙有很多好處，除了減少肺癌和心血管疾病的風險之外，也有幫助夜眠的效果。

避免睡眠以外的臥室活動

臥室最主要的功能是休息，而床是睡覺的地方，要盡量避免在床上吃東西、看電視、工作。

身體有它的記憶和慣性，如果我們把床想像成小時候媽媽講故事哄我們睡覺的地方，那麼，我們上床很快就會

睡著；相反的，如果我們長期在床上工作，床就會變成辦公桌；如果經常躺在床上看書、看電視，床就跟清醒的狀態產生連結，而削弱跟睡眠的連結。所以，要養成「上床就是睡覺」的習慣，讓溫暖的床鋪維持單一功能，身體一躺上去，就自然入睡。

請問這裡有人要睡覺嗎？

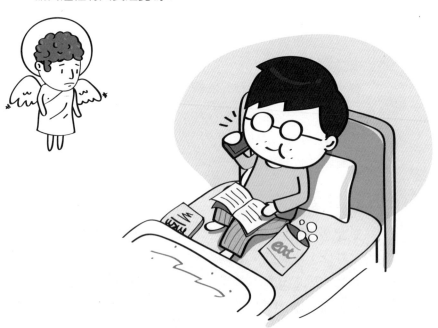

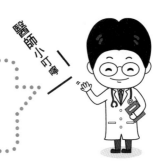

「床是睡覺的地方」，讓身體習慣這個連結，躺上床就可以很快睡著囉！

適當飲食與運動時間

　　飲食時間的安排，也是生物節律的一部分。當我們吃了早餐，腸胃開始蠕動，同時也告訴大腦：「準備上工囉！」

　　到了晚上，身體應該休息了，這時如果跑去應酬大吃大喝，胃腸繼續蠕動，等於向大腦傳達「今天尚未結束，請繼續努力工作吧！」的訊息，因此正常的睡眠節律不會啟動，大腦依舊保持警醒狀態，而打亂了作息。

　　可見飲食的時機非常重要，它可以喚醒身體，也可能破壞睡眠。所以，除非你已經養成習慣，睡前一定要吃些點心才睡得著，否則一般不建議睡前吃太多東西，除了增加胃腸負擔之外，也會影響睡眠品質。

　　運動時間的選擇也很重要。運動帶來的放鬆和疲倦感，可以創造睡眠能量，幫助好眠，但如果時機選擇不恰

當，卻可能帶來反效果。

　　試想，如果預計晚上十點鐘睡覺，九點時卻跑去從事激烈運動，練出滿身大汗，回家痛快沖個澡，很清爽舒服，精神又來了，根本睡不著。運動時機不對，會讓中樞體溫的循環在該往下降時，卻偏偏往上升，干擾睡眠節律的啟動。

　　一般來說，運動最好的時機是黃昏，可以創造適宜的睡眠能量，又不會距離睡眠時間太近。最好的運動量是上氣不接下氣（還可以講得出話來、卻已經唱不出歌）的有氧運動持續半個小時。年紀較大的長者可以採累計的方式，每次運動十分鐘，然後休息，不要讓自己太累，一天多運動幾次，累計起來同樣有效。

　　在下午時段進行規律運動，可以改善睡眠的深度，對於熟睡很有幫助，尤其是上了年紀的人。一天當中，黃昏的體溫最高，這時候去運動然後沖澡，就像泡完溫泉，身體會感覺很溫暖放鬆。但一段時間之後，體溫就開始下降，急速加溫之後，降溫也會很迅速，到了要睡覺的時候，體溫循環的週期已經下降到適合入睡的狀態，剛好搭配上睡眠能量最強烈的時候，睡眠就會很漂亮的啟動。

調整睡醒的節律

我們都知道「早睡早起身體好」，但是又很容易落入熬夜的陷阱，要如何維持規律的作息呢？有一個最簡單的做法，就是無論如何晚睡，早上都在固定時間起床。也就是讓睡醒的時間變成日常生活節律。

很多學生和上班族平時很忙碌，常會加班或熬夜，最期待就是週末假日可以賴床補眠，往往睡到日上三竿，不但早餐省下來，甚至連午餐都變成下午茶了。

但這對生理時鐘而言，可不是好事。白天睡到中午過後才起床，晚上很容易又會晚睡，生理時鐘再次往後延。到了週日晚上睡不著，星期一早上精神格外萎靡，就有了「blue Monday」的憂鬱心情。

所以，夜貓子要調整回正常的作息，有一個重要的祕方，就是放假日也不要賴床。只要把起床時間鎖定，睡眠能量就很容易累積，有利於夜眠。

對於長久熬夜或必須輪班工作的人，要調整生理時鐘更不容易，最好利用生物節律環環相扣的原理，來調回正常作息。實際作法如下：

首先，在早晨的固定時間起床。然後，就算身體再累、再疲倦，也要強迫自己走出門去曬曬太陽，接觸陽

光。因為影響生理時鐘最重要的訊息就是光線，當太陽光透過視網膜傳達給上視交叉神經核時，清醒的生理時鐘就會啟動，快速將身體喚醒。當然這時候難免還是睡眼惺忪，因為之前的生理時鐘還在睡覺模式，這就是調整期的痛苦。

接著，可以騎腳踏車或散步一段路，到某個地方坐下來，好好吃一頓早餐。因為肌肉系統、腸胃系統都跟生理時鐘息息相關，當它們紛紛開始上工，會傳達訊息回饋給上視交叉神經核，宣告新的一天已經來臨。

吃過早餐之後，回家休息一下，沖個澡，皮膚的刺激也會回報給上視交叉神經核。經過這三重步驟，身體的清醒系統已經啟動完成。

這樣的步驟只要力行一個禮拜，生理時鐘就會改變，每天早上時間一到，身體就會自動醒來。接著再將起床時間慢慢往前推，往理想的目標推進。白天愈早起床，晚上想睡覺的時間自然也會提前。

起床時間的設定比上床時間更重要，而且也較易達成。只要把起床時間鎖住，日常作息的變化就不會太大，雖然剛開始會覺得累，但為了睡眠的健康，努力調整還是值得的。

避免白天小寐

根據《論語》記載，孔子發現學生宰予畫寢，非常生氣的罵他：「朽木不可雕也，糞土之牆不可污也。」孔夫子大概是覺得宰予很不長進，大白天睡覺是浪費生命。

其實對大多數人而言，白天小睡一下是正常且健康的。尤其到了下午，睡眠能量已經累積到一定程度，瞌睡蟲滿天飛舞，小寐一下可以消除疲勞，提振精神。

不過，有睡眠障礙的人（晚上容易失眠和睡不著），對於睡眠能量就必須斤斤計較，不能隨便用掉，要開源也要節流。像每天早起、黃昏運動，都是開源，可以累積睡眠能量；至於節流就是白天盡量不要睡覺。雖然昨夜睡不好，白天會很累，但還是要盡量忍住，千萬不要白天補眠，以免到了晚上睡眠能量依然不足，又要翻來覆去拚命數羊，讓睡眠問題落入惡性循環。

但如果是六十五歲以上的長者，通常很早起床，若體能狀況不是很好，走路不是很穩，太疲倦或恍神反而容易跌倒，所以即使夜間有睡眠障礙，下午還是抽空小寐一下，保持白天的好精神，比較安全。

讓身心放輕鬆的腹式呼吸

我們每個時刻都在呼吸。透過呼吸來放鬆，是最簡單又方便的助眠方法。

在佛教及天主教的誦經、吟唱、禱告儀式中，約略每十秒鐘換一口氣，平均一分鐘有六次的吐納，而且是規律穩定的。除了經文本身的意涵之外，呼吸的調節也可以幫助信徒們專注心念、獲得平靜。太極、氣功、瑜伽等舒緩的運動，同樣是透過調節呼吸、深度吐納的原理，幫助身心放輕鬆。

腹式呼吸是一種深層而緩慢的呼吸，這是我們天生就會的本能，嬰兒就是用腹式呼吸，因為它最輕鬆自然、最不消耗力氣。只是隨著年紀增長，生活的緊張和壓力，讓愈來愈多的人習慣胸式呼吸，因為胸式呼吸比較淺而快速，可以讓身體保持警醒，隨時面對外界的要求和挑戰，但久而久之，也容易出現胸悶煩躁、肩膀酸痛、緊繃疲憊的狀態。

各位不妨自我檢查一下，瞭解自己的呼吸型態。將兩隻手掌分別放在胸口與下腹，以自然的方法吸氣，如果肚子鼓起來，就是腹式呼吸，反之則是胸部呼吸。腹式呼吸

是在吸氣時讓腹部凸起，吐氣時壓縮腹部使之凹入的呼吸法。也就是把氣吸到丹田（丹田約在肚臍下三指部位），吸氣時，下腹漲大、肋骨感覺向下；吐氣時，下腹收縮、肋骨感覺向上。

如果想要練習腹式呼吸幫助放鬆和睡眠，方法很簡單，只要遵循下列四個步驟：

1. 找個安靜的環境或空間。最好把電話線拔掉，手機關閉，以減少不必要的干擾。
2. 讓全身輕鬆，坐著4或躺下都可以。
3. 創造一個單調重複的刺激，例如跟著呼吸在心裡默數：「吸～，呼～，吸～，呼～，……」
4. 態度要自在隨意，不要太執著做得好不好、對不對、有沒有放鬆，重要的是過程。

如果你平常已經習慣胸式呼吸，一下子很難改成腹式呼吸也沒關係，只要試著練習，重複個5到10次，慢慢就會習慣。

腹式呼吸的放鬆感覺主要來自於吐氣。吐氣比吸氣重要，練到最後，吐氣最好是吸氣的兩倍長，慢慢的吐，愈慢愈好，把吐氣拉長，呼吸就會慢下來，緊張也隨著緩緩

吐氣而逐漸消散，感受到一種雲淡風清的平靜祥和。

腹式呼吸

步驟一

》穿著輕鬆，　找個舒適的位置，或坐或躺

》雙腿自然微開

》一手放在下腹，一手放胸部

》雙眼微合

》用鼻子吸氣，再由嘴巴吐氣

》先呼吸幾口氣，試試看

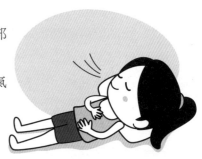

步驟二

》想像胸部與腹部之間有層橫膈膜，
　是身體內最有彈性的肌肉

》吸氣時，想辦法把橫膈膜往下拉

》橫膈膜下降，胸部自然擴張

》感覺氣流進入，肚子鼓起

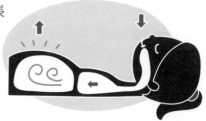

步驟三

》吸氣時默念「一秒鐘、兩秒鐘、三秒鐘、四秒鐘」

》暫停一秒

》仔細感覺在腹部的手上升一吋

》不要牽動肩膀

》想像溫和且放鬆的
　氣體流入體內

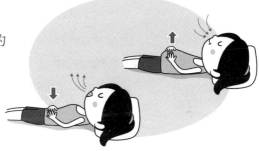

步驟四

》吸到最深，暫停一秒

》嘴嶡成圓形，慢慢地吐氣，愈慢愈好

》將氣離開身體的感覺回饋到腦袋，產生安全、平靜且放
　鬆的感覺

》感覺腹部的手下降，
　緊張也隨著吐出的氣釋出

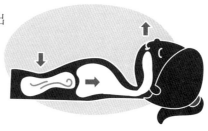

創造愉悅的睡眠儀式

除了上述各種睡眠保養小祕方之外，我們還可以創造
一些帶來幸福感和放鬆感的睡眠儀式，讓就寢經驗變成愉
悅的享受。

每天晚上，準備就寢的一連串小動作，都是一種宣告
一天即將結束的睡眠儀式：換上喜歡的睡衣、擦抹滋潤芳
香的乳液、舖床、關窗戶、開冷氣、調整鬧鐘、點上香氛
燈、放一首輕音樂、寫一小段日記、跟玩具小熊說說話、
關燈……，這些儀式動作會讓身心逐漸放鬆，並且通知大
腦：「睡覺時間到了。」順利啟動睡眠系統。

想要擁有健康的好眠，其實並不難。只要把握本章提
到的觀念和原則，針對不利睡眠的習慣加以改善，就可以
快樂擁抱睡神，活力迎接神采奕奕的每一天。

輕鬆好眠Q＆A

Q：我習慣開小燈睡覺，這樣好嗎？

A：就一般的睡眠保健原則來講，最好不要開燈，完全黑暗的房間可以創造最好的睡眠品質。但是，如果是從小就習慣開小燈睡覺的人，小燈可能代表著溫暖、舒服、放鬆、安全感，若把燈關了，反而會不由自主地緊張、害怕、不安，影響睡眠。在這種情況下，只好維持開小燈的習慣。

如果可以慢慢訓練到不需開燈，當然最好。如果沒有辦法改變習慣，不妨裝置定時器，讓小燈在一個小時之後自動熄滅，這是一個折衷的作法。

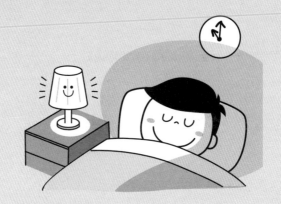

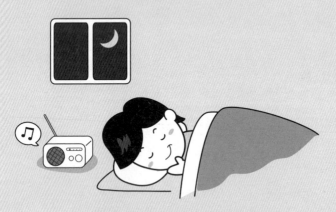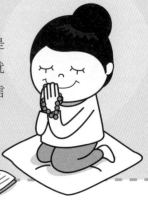

Q：我喜歡聽音樂睡覺，這樣好嗎？

A：如果是可以幫助放鬆的音樂，當然無妨，但最好要設定時間，或者CD放完就自動停止，不要整夜播放。曾經有研究顯示，在睡著的受試者旁邊製造聲音，儘管受測者沒有被吵醒，但他的腦波卻變成淺睡期的波幅，表示音樂或聲音確實會干擾睡眠品質，讓睡眠變淺。

Q：我媽媽習慣在睡前誦經，這樣好嗎？

A：就一般的睡眠保健原則來說，是不宜的，因為睡前讓腦子繼續轉動，就不能順利關機休息。但是，對虔誠的信

徒而言，如果誦經或禱告可以帶來平靜放鬆的力量，幫助他們放下白天的煩憂和牽掛，促進夜眠，當然就無妨。

Q：睡前泡澡或泡腳，對睡眠有幫助嗎？

A：泡澡有放鬆身心的效果，但溫度不要太高，否則體溫爬升，就不容易啟動睡眠。最好是睡覺前兩、三個小時就先去泡澡，不要距離上床時間太近。泡腳也很好，可藉由熱水使腳部周邊血管擴張，加快血管的散熱，以達到體溫下降的作用，幫助入眠。同樣的，最好是睡前一兩個小時就泡腳，以免影響睡眠的啟動。

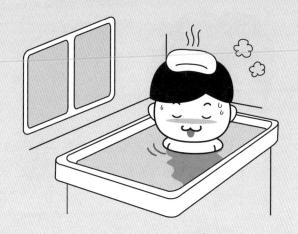

【第三章】

認識失眠

失眠不只是夜晚的病，而是一整天的病。
患者不單是晚上睡不著，
也合併有白天的疲累和不舒服，
影響一整天的生活品質。

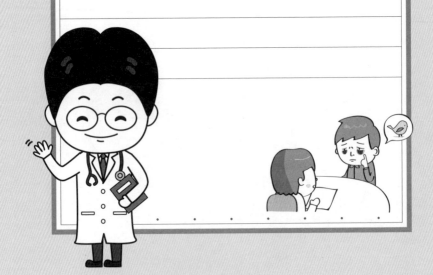

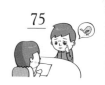

　　相信大部分的人在一生中，都曾有過失眠的經驗。例如明天要考試或比賽，明知道要早點上床養精蓄銳，卻緊張得睡不著；隔天要出門旅行、上台領獎、跟喜歡的人約會，太興奮也可能會睡不著。

　　有時候睡前不小心喝了咖啡或茶、看了恐怖電影、接到一通讓人心煩的電話，或者跟伴侶吵了架，氣呼呼地躺到床上，都可能輾轉反側無法入眠。

　　前面提過，啟動睡眠的三大條件之一，就是身心要放輕鬆。在睡前引起太強烈的情緒，不論是太快樂、太悲傷、太期待、太生氣、太煩惱、太失落，或者吸收了咖啡因，讓神經系統太警醒或興奮，會妨礙睡眠功能的啟動，結果就失眠啦！

　　通常正常人在熬夜之後，會累積大量的睡眠債，因此白天精神不濟，昏昏欲睡，極度渴望睡眠。大幅升高的睡眠能量，會讓身體充滿疲憊感和焦灼感。有時候睡眠能量太強，讓我們站著都可以打瞌睡，跟人講話一直恍神，甚至在開車時都會睡著，非常危險。這份強烈的疲累會驅使我們提早上床，並且很快入睡，把昨夜欠下的睡眠債清除光光。然而，失眠的患者即使已無法闔眼入眠數日、疲倦萬分，卻仍然不得眠，這究竟是怎麼回事呢？

　　偶爾的失眠並無大礙，對生活和健康不會造成太大傷害。但是，如果失眠變成了習慣，每天晚上都要翻來覆去，折騰許久，即使身體已經非常疲累，睡神還是遲遲不肯降臨，就可能有了「失眠症」的困擾。這也是本章要探討的主題。

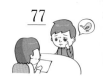

失眠是現代流行病

日落而息是身體的自然本能。但是在忙碌的現代社會，卻有愈來愈多的人夜裡睡不好。

根據世界衛生組織（World Health Organization, WHO）的估計，全球超過兩億人有失眠困擾。其他相關研究也紛紛顯示，全世界的先進國家，失眠的人口比例都超過一成五，美國甚至達到三成以上。

在台灣，根據睡眠醫學會的統計，每年有七百萬人曾經失眠，其中二百五十萬人是長期失眠，平均每十人就有一人被嚴重的失眠所苦。健保局的資料顯示，臺灣人平均一年吃了十三億顆的安眠鎮靜劑，健保支出超過十億元。這些驚人數字告訴我們，現代人的睡眠品質似乎愈來愈糟糕。其中，女性的失眠比例比男性高，老年人的失眠比例又比年輕人高。

一般來說，在四十歲以前，男女的失眠比例是1：1.5，女性比男性多了50%。過了四十歲之後，女性的失眠比例更高，男女比例變成1：2，女性失眠人口比男性多了一倍。

從生理學的角度來看，女性容易失眠是可以理解的，

因為女人的身體狀況確實比男性複雜。每個月的月經週期，賀爾蒙分泌產生變化，容易產生燥熱、不安、情緒低落、嗜睡或失眠的狀況。懷孕期又是另一個賀爾蒙劇烈變化的時期，若將十月妊娠分為三期，第一期的三個月，30%的孕婦有失眠現象；懷孕第二期有60%發生失眠；到了懷孕第三期，身體負擔愈來愈重，有高達90%的孕婦會經歷失眠困擾。接著就是更年期的停經，也很容易出現失眠問題。換句話說，女性在不同時期，睡眠品質會隨著體內賀爾蒙的變化而受影響。

從演化學的角度也可以解釋女性為何較易失眠——早在幾萬年前的「類人時期」，就是由雌性動物負責保護小孩，女性為母則強，為了照顧幼兒的需要（半夜要吃奶、要注意保暖、不能讓幼兒亂爬亂吃或跌倒），並防範可能的危險，即使在夜間睡覺的時候，也會隨時保持警覺，長期處在淺眠狀態。這種不易深沈入睡的習慣，也很容易造成失眠。

至於老年人的失眠，情況又不一樣。在本章最後，我們再來加以說明。

失眠是一整天的病

如前所述，大部分的人都曾偶爾睡不好，那麼，什麼程度才算是失眠症呢？簡單來說，失眠症就是晚上睡不好，通常包含下列四種症狀：

1. **難以入睡**：躺在床上超過三十分鐘還睡不著。
2. **睡眠中斷**：很難持續整夜的睡眠，經常半夜醒來，醒來後就很難再度入睡。
3. **早醒**：清晨太早醒來，醒來之後就無法再入睡。
4. **睡不飽**：夜眠時間充足，卻無法恢復精神，白天仍然嗜睡、感到疲累。

有些失眠者只有其中一種或兩種症狀，有些人則是四種症狀都有。值得注意的是，失眠症不只是夜晚的病，而是一整天的病，患者不單是晚上睡不著，也合併有白天的疲累和不舒服，影響一整天的生活品質。失眠的日間症狀包括：

1. **認知警覺性及注意力變差**：例如找錯錢、數字計算錯誤、掉東西、恍神、一直忘記事情、無法專心等。

2. **負面情緒增多**：覺得煩躁、易怒、憂鬱、沮喪、消
   沉等。

3. **正面情緒減少**：較不容易感受到快樂、愉悅、感
   動、幸福感。

4. **感覺疲倦**：沒有活力、昏昏欲睡、缺乏鬥志，對很
   多事物失去興趣。

　　失眠患者多半同時兼具白天症狀和晚上症狀，也有人只有晚上症狀。一旦出現白天的症狀就必須尋求專業醫師的協助。

　　若以失眠的時間長短來區分，可以分為「急性失眠」（時間不超過三個月）和「慢性失眠」（失眠現象連續超過三個月以上）。急性失眠多半是一些突發的生活事件引起，例如出國旅遊或搬新家，適應新環境需要一段時間；失戀、考試失敗或感冒生病，身心狀況不佳，情緒起伏太大；遇到煩惱或緊急的事，讓壓力大增，日夜操煩；一個新計劃即將展開，讓人興奮不已，日思夜想等等。這些生活事件引發的失眠，又可以區分為一至數晚的「暫時性失眠」，以及持續數週的「短期失眠」。

　　如果失眠現象一直持續超過三個月，而且每週失眠超

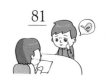

過三次以上，導致白天生活作息和情緒受到影響，就演變成慢性失眠，也就是臨床上所說的失眠症。

　　當失眠成了習慣，即使外在壓力事件解決或消失了，已經沒有煩心的事，卻還是無法順利入睡，失眠就變成另一種苦惱。睡眠醫學會2013年最新的調查顯示，19.3%的國人有慢性失眠的困擾，接近五分之一的比例。國外大型研究也發現，失眠患者中，失眠病史超過一年的人數高達85%，超過五年的比例有60%。換言之，多數失眠患者飽受慢性失眠折磨。而當失眠變得慢性化，長年夜夜難眠，對生活和健康的影響也就愈來愈大。

為什麼會失眠？

失眠是因為太清醒

　　睡覺是生物的本能。睡神的羽翼如此溫柔，為什麼世界上有這麼多人卻與睡神無緣，老是輾轉反側，沒辦法順利進入甜美夢鄉呢？

　　這也是很多失眠患者的疑惑。他們最常問醫師的一句話就是：「我明明累得要命，為什麼還是睡不著？」失眠患者並不是不想睡，他們甚至比一般人更渴望睡眠，但睡神的羽翼卻偏偏跟他們捉迷藏，一直要耗到精疲力竭，甚至天色微亮，才姍姍來遲。

　　人為什麼會失眠？前面提過，要啟動幸福好眠，有三大要素，也就是體內的三大系統要正常運作：規律的作息（日夜節律系統）、累積睡眠能量（恆定系統）、身心放輕鬆（警醒系統）。當人們準時上床，白天也乖乖累積了不少睡眠債，卻還是為失眠所苦，無法順利入睡，通常是第三個因素「警醒系統」出問題。

　　人類的大腦中樞神經元中，有一個專門管理生理時鐘的區域，還有幫助我們入睡和醒來的「促睡區域」和「促醒區域」，三者彼此協調互動，掌控我們的日常作息。

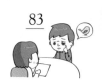

83

　　「促睡區域」和「促醒區域」就像蹺蹺板的兩端，隨著白天和夜晚而輪流啟動〔圖七〕。或者說，它們就像牆上的電源開關一樣，可以切來切去，促醒區域一打開，促

〔圖七〕睡醒調節的切換模型

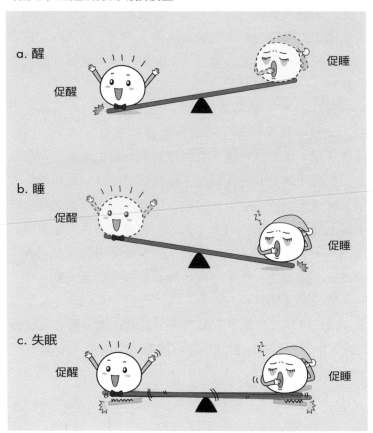

a. 醒　　促醒　　促睡

b. 睡　　促醒　　促睡

c. 失眠　　促醒　　促睡

睡區域就關閉；促睡區域一啟動，促醒區域就休息。完全
相反的功能卻完美地互相配合，讓睡眠和清醒的交替能順
利進行。

在正常的情況下，促睡和促醒功能各司其職，該睡就
睡，該醒就醒，時間一到，「喀」一聲就順暢完成切換。
可是，失眠患者就不同了，他的促醒和促睡機制的切換出
了問題，就像蹺蹺板卡在中間，不上不下，載浮載沉，儘
管疲倦不堪，卻只能昏昏沉沉，半夢半醒，無法啟動甜美
的睡眠。

當我們為了準備第二天的考試或演講，必須熬夜趕
工，通常會枕戈待旦，不斷刺激促醒區域，讓警醒系統
保持活躍，就不會睡著。失眠患者的大腦也是處在類似狀
況，促醒功能沒有完全關閉，促睡功能即使開啟也沒有作
用。躺在床上拚命數羊，愈躺愈生氣，想到明天還要上班
上課，時間一分一秒過去，愈躺愈焦慮。而生氣和焦慮的
情緒又更刺激警醒系統，讓腎上腺素分泌增加、交感神經
亢奮、心跳加快、代謝活躍，於是愈躺愈清醒，愈不利入
睡，變成惡性循環。

由此可見，失眠的人睡不著，是因為太清醒了，警醒
系統太活躍而緊繃，無法關閉，導致入睡困難。

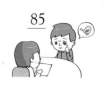

失眠者在睡前無法放鬆

　　人體的警醒系統也是一種自然節律。擁有正常好眠的人，一早起床，頭腦可能還昏昏的，因為警醒系統關閉了一整個晚上，需要一點時間重新啟動。隨著白天活動的展開，警醒系統也愈來愈活躍，精神愈來愈好。到了下午和黃昏時刻，開始覺得疲憊，警醒系統的活力低迷，一路低迷到晚上，就寢後就順利關閉。這是好眠者警醒系統的完美曲線。

　　而失眠者因為一夜沒睡好，起床時頭腦也是昏昏的，一整天精神不濟，但到了晚上卻愈來愈清醒。警醒系統到了夜晚仍無法關閉或放鬆，是造成失眠的重要原因。為何會產生這種障礙？我們不妨問問身邊有失眠習慣的朋友：「你睡覺前都在做什麼？」通常答案不外乎以下三種：

　　第一種是「每日三省吾身」型：每天睡前安靜下來，就回想起白天所發生的大小事情，開始檢討自己的一言一行，或者安排明天的計畫，情緒跟著起伏，忽而懊惱，忽而得意，忽而生氣，忽而憂慮，本來應該要關機的警醒系統，又再次啟動。

　　第二種是緊張型：愈接近上床時間就愈擔心，怕今夜又會失眠，躺在床上也一直牽掛著時間，不斷逼自己快點

睡著：「一點了，怎麼還沒睡著……兩點了，真討厭，不趕快睡著，明天上班又要遲到了，怎麼辦？」愈想愈焦慮愈睡不著。

　　第三種是雜念紛飛型：白天太忙碌緊繃，到了晚上，全身肌肉和神經細胞還無法放鬆，肩頸背部痠痛，腦子停不下來，躺在床上雜念不斷，無法關機。

　　如果你問失眠患者，躺在床上睡不著時，身體有什麼感覺？他們通常會告訴你：全身熱烘烘、東癢西癢、心跳很快、肌肉緊繃不舒服，神經很敏感，平常聽不到的聲音如冷氣機的滴水聲，這時都突然聽得很清楚……。「一葉葉，一聲聲，空階滴到明。」晚唐詩人溫庭筠〈更漏子〉中的詞句，非常貼切地道出了失眠者的心聲。

　　這時，如果有機會檢測失眠患者的生理指標，會發現他們的中樞體溫上升、心跳較快、交感神經活躍、副交感神經活動降低、肌電位上揚、皮質固醇增加、腎上腺素上升、呼吸氧量增加等。這些原本都是身體在遭逢緊急事件下的壓力反應。受失眠所困的患者卻莫名地處於緊張壓力狀態，無法自己。警醒系統太亢奮，宛若警報器一直嗶嗶作響，這是造成失眠最主要的原因。

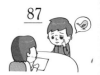

如果不是其他疾病的關係，失眠通常是因為身心無法放輕鬆造成的，因此入睡前保持平和情緒是很重要的！

醫師小叮嚀

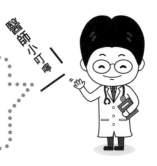

慢性失眠

美聲歌手林志炫曾經唱過一首歌「離人」，它的歌詞
很美：

離人放逐到邊界，彷彿走入第五個季節
畫夜亂了和諧，潮汐任性漲退
字典裡沒春天

離人揮霍著眼淚，迴避還在眼前的離別
你不敢想明天，我不肯說再見
有人說一次告別，天上就會有顆星又熄滅

雖然它訴說的是離情，但是從睡眠醫學的角度來解
讀，它也很貼切地形容了失眠者的無奈。夜深人靜，眾人
皆睡我獨醒，就像被放逐到孤獨的邊界，在睡與醒之間、
日與夜之間徘徊，彷彿走入第五個季節，畫夜亂了和諧，
日夜自然節律都亂掉了。如果長期失眠下去，身心都疲憊
不堪，失序的人生字典裡確實很難有春天啊！

失眠慢性化，是重要警兆

　　失眠一旦長期化、慢性化、嚴重化，即稱為「失眠症」或稱為「失眠疾患」。

　　「我已經兩三個禮拜都睡不好，是不是該吃藥或去看醫生？」這也是很多失眠者經常提到的問題。失眠究竟要多嚴重，才需要求診？

　　根據失眠的嚴重程度，失眠者可分成三組：夜間失眠症狀、夜間失眠症狀＋日間失眠症狀，以及失眠症（夜間失眠症狀＋日間失眠症狀＋慢性化）。追蹤一段時間之後發現，單純只出現「夜間失眠症狀」的人，比較不會因為失眠而產生其他困擾或身心疾病，所以只要學會放鬆技巧，做好睡眠保養就可以；相對地，夜間症狀和日間症狀同時出現的人，以及長期睡不好的慢性失眠症者，生活功能和幸福感已經受到影響，最好主動到醫院求診，找出失眠原因，尋求改善之道。如果置之不理，除了精神不佳、工作效率變差之外，身體抵抗力也容易降低，讓原有的疾病惡化，或引發其他身心疾病，不能不小心。

　　此外，要特別注意的是，失眠也有可能是其他因素引起，或是各種疾病的冰山一角。例如憂鬱症的患者80%會失眠，有人則是因為感冒咳嗽、過敏氣喘或身體疼痛而睡

不著，或者因為攝護腺肥大頻繁夜尿，而造成睡眠中斷。
對這些患者而言，要治療的重點不是失眠本身，而是這些
身心疾病。等到疾病或疼痛改善了，失眠的現象也會跟著
消失。

〔圖八〕失眠有多普遍？

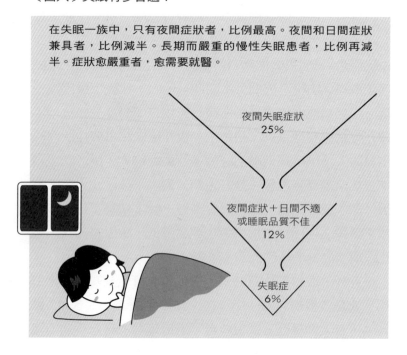

在失眠一族中，只有夜間症狀者，比例最高。夜間和日間症狀
兼具者，比例減半。長期而嚴重的慢性失眠患者，比例再減
半。症狀愈嚴重者，愈需要就醫。

夜間失眠症狀
25%

夜間症狀＋日間不適
或睡眠品質不佳
12%

失眠症
6%

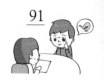

對於睡眠的想法可能讓失眠惡化

我們再三強調，規律作息、累積睡眠能量、身心放輕鬆，是啟動睡眠三元素。這三者相互作用，而且深受到想法和行為因素的影響。舉個例子：

小飛對睡眠有一套固定的想法，他認為每天一定要睡足八小時，身體才會健康。這是一個正確的觀念，但如果他太執著於這樣的信念，萬一碰到某些情況讓他暫時失眠，或一段時間睡眠不足，他的緊張和焦慮可能會變成另一種壓力，讓失眠的影響更惡化。

有一段時間，他失戀了，心情不好，連續好幾天失眠。本來他固定晚上十點上床，十點半就能睡著，失戀以後，他照樣十點上床，卻因為心情低落，胡思亂想，在床上躺了兩個小時，直到十二點才睡著。這下他開始緊張了，很擔心睡眠不足會讓他生病，為了符合睡足八小時的信念，他決定晚上八點就上床，心想就算躺兩小時到十點睡著，睡眠時數也剛剛好。沒想到，他從八點一直躺到十二點，足足躺了四個小時才終於睡著。

小飛原本只是因為失戀的打擊，導致暫時性失眠，打亂了生理時鐘的節奏，這並無大礙，過一陣子心情好轉後，睡眠又會恢復正常。但是因為他太執著於對睡眠的某

種認知，讓他做出「提早上床」的不良因應行為，反而讓生理時鐘更混亂。而他在床上躺了四個小時，心情更難過、挫折和焦慮，負面情緒被激發，更難入睡。惡性循環的結果，讓睡眠啟動的三元素受到更多干擾，失眠的症狀反而變得更嚴重。

失眠症的3P模型

「醫師，我偶爾會失眠一兩天，目前問題不大，但以後會逐漸惡化嗎？」「醫師，我的體質變容易失眠，是不是會變成慢性失眠症患者？」答案確實是有可能。

哪些人容易罹患慢性失眠症呢？臨床上有一個「3P」模型，可以用來解釋慢性失眠症逐漸成型的歷程。

第一個「P」是體質因子（predisposing）。每個人體質不同，有人很好睡，只要碰到枕頭就一覺到天亮，有人對壓力比較敏感，容易失眠。明天要去玩會失眠，明天要上台報告也失眠，不論高興或煩惱，都會影響睡眠。這種「一過性」的失眠只是身體對於壓力的正常生理反應。只要事情一過，多半又回復好眠了。不過，這種容易因外界壓力而出現一兩天失眠的體質，日後也就更容易出現慢性失眠症。

　　第二個「P」是發病因子（precipitating），也就是導致嚴重失眠的身心壓力事件。例如搬家、失戀、失業、感冒咳嗽鼻塞、考試壓力、時差、環境噪音等。

　　第三個「P」是持續因子（perpetuating），也就是讓失眠慢性化的影響因素。嚴重失眠的朋友，常常為瞭解決自身失眠的困擾，而衍生出各式各樣雪上加霜的不良習慣，導致嚴重失眠無法復原而拖延成慢性失眠症。例如因為睡不著乾脆在床上處理公務、因失眠而在白天補眠導致作息混亂、因入睡困難乾脆提早上床等。這些不利睡眠的錯誤行為，不僅無法改善失眠，往往適得其反，造成惡性循環，導致失眠慢性化，令人挫折萬分。

　　這三個P接連出現，就會讓失眠的狀況嚴重化、長期化，從單純的暫時性失眠逐漸演變成麻煩的慢性失眠症。

　　再舉個例子。俊傑是大學校園內的翩翩才子，也是吉他社社長，外表俊秀帥氣，個性浪漫善感，常常因為豐富的思緒和感懷而睡不著，是屬於容易失眠的天生體質（第一個P），但都是一兩天的暫時性失眠，過了就沒事。

　　最近他失戀了，情緒壓力突然變大，連續好幾天都睡不著（第二個P），看著床邊空空的枕頭，就想到分手的情人，滿懷惆悵，於是抱著吉他，叼起香煙，整夜彈奏

著憂傷的曲調傳達思念，紓解愁緒，隔天上課自然無精打采，頻頻打瞌睡夢周公，只好喝大量的黑咖啡來提振精神（第三個P）。

他的室友是田徑隊隊長，看他這樣萎靡不振也不是辦法，聽說創造睡眠能量可以幫助睡眠，於是熱心的捨命陪君子，把半夜不睡覺的俊傑拉出去跑操場，跑了三圈，汗流浹背回來沖個澡（第三個P），這下糟糕了，俊傑變得更清醒，只好繼續抱起吉他，叮叮咚咚作曲唱歌，公子徹夜未眠。

其實，他那麼有才華，人又長得帥，年輕人的康復力很強，失戀的痛苦和壓力（發病因子）應該很快就能解除，為何失眠卻愈拖愈久呢？原因就在於違反了第二章所提到的「睡眠保健原則」。半夜睡不著，坐在床上作詞譜曲，床在無形中變成工作室，不再是放鬆睡覺休息的地方。加上白天補眠，消耗掉睡眠能量；猛灌咖啡，刺激警醒系統；大半夜抽煙、跑步、沖澡等，讓身心處在亢奮警醒的狀態，影響日夜作息節律，就是這些不利睡眠的錯誤行為（持續因子），讓失眠一直持續。

若失眠的狀態持續過久，就會逐漸慢性化，愈來愈難擺脫。日後即使交了新的女朋友，順利走出情傷，但失眠

症狀卻已經變成生活的一部分。這時，最好的方法就是修正不利睡眠的錯誤行為，將持續因子（第三個P）拿掉，失眠就能快速改善。

銀髮族的睡眠特色

年紀大睡得少，是真的嗎？

　　清晨的公園裡，常看到精神抖擻的長者在打太極拳、做體操、散步聊天兼運動。「年紀大了，不需要睡那麼多，天一亮就醒了。」許多老人家這樣說。他們習慣早起，但黃昏很容易打盹，晚上常常坐在電視機前面，看著看著就睡著了。

　　究竟銀髮族需要怎樣的睡眠？根據調查統計，銀髮族比年輕族群更容易有失眠困擾，這又是為什麼呢？我們即將邁入高齡化的社會，相信這是愈來愈多人會關心的問題。

　　一般來說，銀髮族的睡眠有幾個特色：

‧淺眠期增加，熟睡期減少

　　睡眠之於銀髮族，就像骨質疏鬆症，骨頭的樣子沒變，但內在骨質卻逐漸流失，變得比較脆弱，很容易骨折。銀髮族的睡眠也是一樣，表面看起來，睡眠的需求量並沒有減少，但睡眠結構卻默默改變了，熟睡期變短，淺眠期相對增多，因而容易睡眠中斷，常在半夜或清晨醒來，這正是銀髮族覺得睡不沉、睡不好的原因之一。

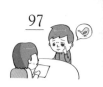

　　再加上銀髮族的身體比較敏感，容易因為各種內在和外在因素，例如因膀胱的刺激，半夜想上廁所，或是一些病痛問題導致夜眠中斷、不易進入熟睡、醒來就不易再入睡等困擾。

・節律變化小，睡眠彈性差

　　年紀增長除了睡眠變得比較淺，不易熟睡之外，生理節律也會日漸僵化，使得銀髮族適應環境變化和調適睡眠的能力變差。

　　以人的體溫節律變化為例。〔圖九〕中，橫軸是一天二十四小時的時間，縱軸是體溫，實線代表年輕人，虛線代表年長者。從圖中曲線的變化可以看到，年輕人的體溫從早上開始，隨著一天的開展而愈來愈高，在黃昏升到最高點，入夜後慢慢降低，在清晨天快亮時，來到最低點，接著又慢慢爬升。這樣一個日夜循環節律的曲線波形很漂亮，最高與最低點落差很大，表示彈性範圍廣，容易順應外界變化，例如調整時差、環境氣候溫度的改變，都難不倒年輕人。相對的，代表年長者的曲線，振幅變化性較小，表示彈性適應力較低。

　　不只是體溫調節有這種現象，包括心跳、血壓、呼吸循環等其他的身體節律系統，也會隨著年歲增長而逐漸僵

化，彈性降低。所以，銀髮族比較喜歡規律平穩的生活，
不喜歡旅行、熬夜、大悲大喜或突發的變動。因為他們的

〔圖九〕體溫與睡眠的關係

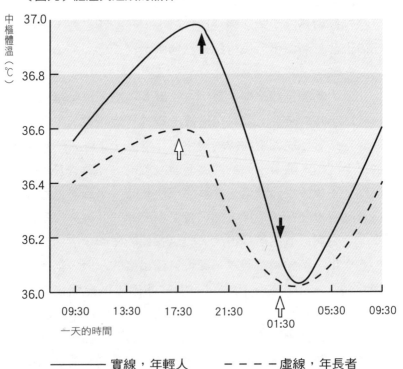

中樞體溫（℃）

37.0

36.8

36.6

36.4

36.2

36.0

09:30　　13:30　　17:30　　21:30　　　　　05:30　　09:30

01:30

一天的時間

———— 實線，年輕人　　　－ － － － 虛線，年長者

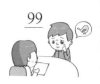

睡眠一旦受到影響，就不容易恢復正常，失眠之後也更容易感到恍惚和疲累。

醫｜學｜小｜常｜識

體溫與睡眠的關係

　　體溫的變化週期和睡眠節奏有密切關係。人的體溫從入夜到凌晨呈現逐漸下降的趨勢，清晨四~六點達到低谷之後，開始慢慢回升，在傍晚四~六點達到最高。

　　科學家做過實驗，從半夜到清晨，體溫明顯下降者，可以獲得優質的深度睡眠。因此有人將體溫視為睡眠的開關。正常情況下，一天當中最高體溫和最低體溫的差異，可以達到攝氏一到一點五度。

　　高體溫會讓人亢奮，而較低的體溫可以幫助入睡。每天黃昏時刻，人體溫度最高，此時最適合從事運動。運動時，體溫上升，大量流汗後；體溫下降的幅度也變大。到了上床時間，這樣的體溫落差有助於睡眠啟動。

‧太早睡太早起，黃昏易打盹

另外，〔圖九〕中代表年長者的曲線，從傍晚到半夜，它的最高點和最低點的時間位置，都比年輕人的曲線稍微往前。這種現象叫做「相位前移」。這種隨著增齡而將生理時鐘調快的自然現象，可以用來解釋「年長者為什麼容易在黃昏打盹」的現象。

體溫是睡眠的開關。根據體溫的狀態，年輕人晚上十點睡覺，早上六、七點起床；年長者體溫最低點出現的較早，晚上八點開始就想睡覺，到了早上三、四點就睡飽了，所以早起運動。因為黎明即起，到了下午，已經醒來將近十二個小時，累積許多睡眠能量，自然容易打盹、想睡午覺。

當我還是醫學院學生時，經常到雲林鄉下從事公共衛生服務，聽到當地的老人家說，他常常半夜兩點多醒來，就再也睡不著，醫師開安眠藥給他吃，隔天他反而覺得昏昏沈沈不舒服，整天都覺得自己沒睡飽。

後來我發現，那個村落的人口少，每一戶都距離很遠，夜裡少有燈光，阿公阿嬤平常四、五點天一亮就起床煮飯吃早餐，傍晚六點吃晚餐，七點就上床睡覺，睡眠相位往前移，到了凌晨兩點已經睡飽了，自然會醒來，這是

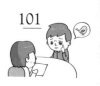

正常的現象，並非有失眠症。這時，若違逆睡眠節奏，硬是吃安眠藥強迫延長睡眠時間，反而是不正常的。削足適履的結果，當然會感到不舒服。

　　同樣是老人家，換到都會地區的狀況又不一樣。在台北，晚上八點鐘，阿公阿嬤被撥快的生理時鐘提醒睡覺的時間到了。可是這時候孫子去補習，還沒下課回家。為了和孫子多相處，老人家就會強打起精神，坐在客廳看電視，生理時鐘不知不覺啟動，睡意來襲，他們就在電視機前睡著了。

　　睡眠本來就比較淺的阿公阿嬤，好不容易累積了一天的睡眠能量，卻不小心在電視機前睡了一、兩個小時，把能量消耗掉了。等到晚上十點多，全家人各自回房間睡覺時，老人家卻再也睡不著，加上生理節律振幅變小，適應彈性較差，沒辦法快速再度入睡，整個晚上就在睡與醒之間徘徊，出現失眠和睡不好的現象。

失眠不是銀髮族的宿命

　　為了瞭解年長者失眠的年發生率，美國權威睡眠研究期刊《Sleep》曾於1999年登載一篇針對六千八百多位、六十五歲以上長者的三年長期追蹤研究，結果發現：平均

每年約有5%的長者從原本的睡眠正常變成有失眠困擾，這個數字確實比年輕人1%的失眠率來得高。但如果是身體很健康的長者，追蹤期間完全沒有糖尿病、高血壓、關節炎、憂鬱症等身心疾病的病史，那麼，平均每年出現失眠的機率只有1%，跟年輕人差不多。

換句話說，年長者並非一定會失眠。只要保持身體健康，發生失眠的機會就不會比年輕人高，相對的，身體有其他疾病的長者，比較容易出現失眠困擾。因此根本之計，就是保持健康，這樣睡眠品質也會較好，變成一種良性循環。

有慢性病纏身的年長者，比較容易因為身體的不舒服而引發失眠。此外，憂鬱、身體不便、鰥寡、藥物的使用（例如鎮定劑或各種慢性病藥物），也容易讓失眠惡化。所以，我們鼓勵各科醫師在問診時，若遇到高齡患者，最好順便瞭解一下患者最近的生活，是否有任何改變、是否有新的疾病、服用的藥物有無更動等等，以利於後續的追蹤治療。

從〔圖十〕可以看出，隨著年齡增加，因身體疾病而造成失眠的比例也愈來愈高，相對的，因心理與社會壓力而造成失眠則相對減少，尤其退休之後，不再需要扮演職

場角色，子女已經成年，家庭和社會責任都可以卸下，壓力大幅減輕。

所以在失眠門診中，如果是阿公阿嬤失眠，醫師會先關心他們的身體狀況，詢問最近有沒有吃什麼藥，是否有換新藥、調整藥量等情況。如果是年輕患者，醫師則會先瞭解他們的情緒壓力和心理狀態，是否感情出狀況、與同儕相處的情形、課業壓力、工作角色、經濟上是否發生問題等等。

〔圖十〕失眠與伴隨身體疾病和心理與社會壓力的年齡分佈

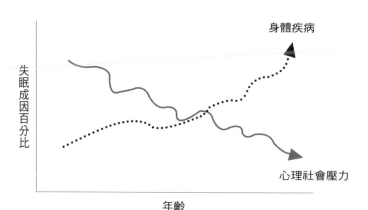

　　總之，高齡者的睡眠，要注意三個方面：第一是睡眠變得比較淺，容易睡眠中斷，但只要白天精神飽滿，這些現象對健康的影響並不大。第二是變得太早睡太早起，而且比較無法因應外界的變化而調整睡眠時間。所以要讓生活盡量保持平穩規律，不要有太劇烈變動，以免影響睡眠品質。若太早睡太早起的現象明顯影響生活步調才需找醫師協助，萬萬不可以妄自使用安眠藥。第三是注意身體其他疾病，如果是疾病影響睡眠，可能會造成惡性循環，不僅原有的疾病可能更加惡化，情緒也可能因此變差而衍生出憂鬱症。

　　簡單地說，如果家中長輩習慣黎明即起、日落而息，偶爾夜眠中斷但身體沒有什麼不舒服，就不需要擔心，這是年紀增長的正常情形，做好平日的睡眠保養即可。重點在於白天是否感覺清爽、精神飽滿、行事自如？如果睡眠不佳，明顯影響精神狀態、生活作息或日常工作，就要接受專業的評估和診斷，甚至進行治療，以重拾好好享睡的幸福。

銀髮族應變能力與適應能力衰
減，睡眠容易受到環境與情緒變
化的影響，所以維持規律平穩的
生活，對長者而言愈顯重要。

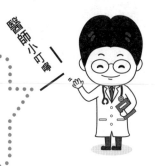

醫師小叮嚀

【第四章】

睡眠障礙與相關疾病

失眠症的常見病因有多重可能性，非常複雜，
這也是失眠症很難徹底治癒的原因。

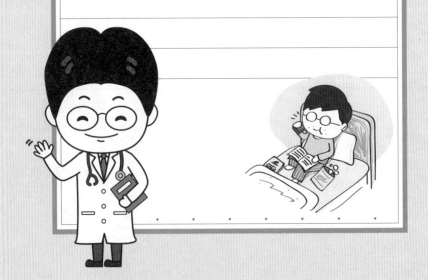

　　近三十年來，睡眠醫學可說是醫學領域中進展神速的一門科學。由於失眠的盛行率非常驚人，相關研究也如雨後春筍般展開，如今我們對於失眠症和各種睡眠障礙，已經有愈來愈多的探索和瞭解。

　　失眠非常複雜而難纏，受到多重因素影響。研究顯示，慢性失眠症與精神科疾病有高度相關，例如憂鬱症、焦慮症、藥物和酒精濫用等，約佔了四分之三，其中又以憂鬱症與失眠的關係最密切。至於內科疾病的影響約佔四分之一，包括高血壓、心臟病、睡眠呼吸疾患、肢動症、腿部不寧症等等。

〔圖十一〕慢性失眠的多重病因

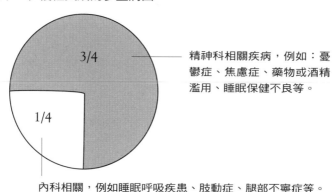

3/4　　精神科相關疾病，例如：憂鬱症、焦慮症、藥物或酒精濫用、睡眠保健不良等。

1/4

內科相關，例如睡眠呼吸疾患、肢動症、腿部不寧症等。

慢性失眠症的多種病因

針對導致慢性失眠症的多重病因，分別說明如下：

精神科相關疾病

從醫學研究及臨床報告上發現，有憂鬱症和情緒問題的人，多半也會有睡眠的困擾。除此之外，躁鬱症、焦慮症、物質濫用（譬如酒精、鎮靜劑）、精神分裂症、心身症（如腸躁症）等，當患者發病時，也常會干擾睡眠。

內科相關疾病

為什麼醫院的睡眠中心同時有精神科、神經科、胸腔科、耳鼻喉科、牙科等專業醫師聯合駐診？因為可能引起慢性失眠的內科疾病非常多，包括慢性腎衰竭、關節病變、甲狀腺功能亢進、心臟衰竭、慢性肺病、帕金森氏症、胃食道逆流、疼痛等。

在醫院裡，我經常提醒同事，一旦知道患者有心血管疾病、呼吸道疾病、關節炎、任何原因引起的疼痛，一定要主動詢問患者有無失眠的問題。研究發現，這四類患者有一半以上的人會抱怨睡不好，不是入睡困難，就是容

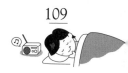

易半夜醒來，導致夜眠中斷。失眠不僅影響他們的生活品質，還可能讓原有的病情加重。

藥物影響

　　各種精神科和內科相關的疾病常會造成失眠，雪上加霜的是，治療這些疾病的藥物本身也會影響睡眠。例如抗憂鬱劑、中樞神經興奮劑、Beta-阻斷劑（血壓藥）、支氣管擴張劑、類固醇、興奮型的抗憂鬱藥、鼻塞藥、甲狀腺賀爾蒙、甲基黃嘌呤（氣喘藥）、抗巴金森氏症藥物等等，都可能會導致失眠。這是臨床上常見的尷尬情境。

原發性睡眠疾患

　　顧名思義，「原發性睡眠疾患」並不是間接因為氣喘或者帕金森氏症等其他疾病導致睡不好，而是本來就患有跟睡眠相關的疾病，例如陣發性睡眠肢動症、腿部不寧症、睡眠呼吸疾患等。

導致慢性失眠症的多重病因一覽表			
精神科相關病因	情感性疾患 焦慮症 物質濫用 精神分裂症 心身症	引起失眠症的藥物	中樞神經興奮劑 Beta-阻斷劑（血壓藥） 氣管擴張劑 類固醇 興奮型的抗憂鬱藥 抗鼻塞藥 甲狀腺賀爾蒙 甲基黃嘌呤（氣喘藥）
內科相關病因	慢性腎衰竭 關節病變 甲狀腺功能亢進 心臟衰竭 慢性肺病 巴金森氏症 胃食道逆流 疼痛	原發性睡眠疾患	腿部不寧症 陣發性睡眠肢動症 睡眠呼吸疾患

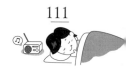

失眠與身心疾病的雙向關係

失眠症與上述各種身心疾病之間,是一種雙向的互動關係。以憂鬱症為例,失眠可能導致憂鬱症,憂鬱症也可能導致失眠,到底誰是因、誰是果,有時很難判斷,這也大大增加了診斷和治療上的複雜性。

其他內科疾病也一樣。常常有高血壓患者會問:「我這幾天又睡不好,血壓會不會飆高?」的確會有這個現象,高血壓的病友本來就容易有失眠問題,而失眠或嚴重的睡眠剝奪(例如熬夜),身體內的交感神經系統會更加活化,影響到血壓控制,同時也影響睡眠的深度,變得更淺眠,更容易夜眠中斷。

糖尿病患者也有同樣的困擾。因為頻尿,或是一些神經病變所產生的疼痛,所以常常睡不好;因為睡不好,又影響到血糖控制,讓病情惡化。

失眠也會提高罹患疾病的風險。以第二型糖尿病(三、四十歲以後才發病者)為例,長期的追蹤研究顯示,長期睡眠不足的人,罹患糖尿病的比例比一般人多出30%。而慢性失眠的患者當中,入睡困難的人,日後出現糖尿病的機率比一般人增加60%;容易夜眠中斷的人,危

險率更增加到80%。

又例如肺病和氣喘的患者，常常因為半夜咳嗽、呼吸困難，而導致入睡困難或夜眠中斷。長期睡不好會影響到位於腦幹的呼吸中樞功能，讓呼吸問題更惡化。而一旦使用支氣管擴張劑、口服類固醇，這些藥物又會影響睡眠，加重睡眠障礙的程度。失眠與疾病之間，就這樣產生複雜的惡性循環。

從另一個角度看，既然睡眠和身心疾病之間存在著雙向的、互為因果的動態關係，我們也可以努力逆轉，創造出良性的循環。例如當我們還很健康的時候，就要注意睡眠保養，提高身體能量和免疫力，防止疾病侵襲。如果是已經患有疾病的病友，更要努力照顧睡眠品質，盡量睡得飽、睡得深、睡得好，對病情的控制和治癒，絕對有很大幫助。

失眠與憂鬱症

「奇怪，我是因為失眠來看診，醫師為什麼一直問我心情好不好？」很多患者這樣問我。殊不知，醫師這樣做是有原因的。

在所有睡眠障礙中，失眠是最普遍的。而與失眠關係

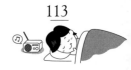

最密切的身心疾病,就是憂鬱症。所以醫師要先瞭解患者的情緒狀態,以便進一步確認失眠的成因。通常情緒好的人,睡眠品質也會較佳,情緒不好的人,睡眠也容易有困難。從情緒入手,確實是瞭解失眠的第一步。

憂鬱症的核心症狀包括持續的沮喪,對於過去喜歡的事物變得興味索然,整天提不起勁,食慾不振,有自責、無助、絕望感的反應,甚至出現自殺的念頭。長期追蹤研究顯示,失眠患者出現重度憂鬱症的機率,是睡眠正常者的四倍。至於已經罹患重度憂鬱症的病友,高達80%有失眠問題。

在臨床上,我常遇到患者來看診時很沮喪,覺得人生沒希望,他們常說:「我好希望可以好好睡一覺。只要讓我睡飽就沒事了。」到底是因為睡不好,才引起憂鬱症,還是因為憂鬱症才睡不好,哪一個是因,哪一個是果,這是需要仔細釐清的。如果失眠是因,只要短期服用一些安眠藥,好好睡一覺,心情往往就會好轉,日子可以很快恢復正常。相反的,如果憂鬱症是因,失眠不過是病症的冰山一角,那就要把目標放在治療憂鬱症,才可以解決根本問題。

憂鬱症患者最痛苦的是失去享樂的能力,再也無法感

受到快樂，連以前喜歡做的事情都失去興趣。這類患者即
便使用安眠藥幫助入睡，也會發現療效不佳，或是睡飽後
依舊懶洋洋提不起勁。通常，隨著憂鬱症愈惡化，失眠會
愈嚴重，安眠藥的用量也愈多，愈用愈重。因此，合併憂
鬱症的失眠患者，應該以治療憂鬱症為主，根本治療好，
睡眠才會改善。

「我的憂鬱症已經好了，為什麼還會失眠？」這也是
門診遇到的另一個常見問題。

根據美國一項研究發現，重度憂鬱症的患者，治療前
約有88%的人失眠，經過一段時間治療之後，不管是藥物
治療或心理治療，憂鬱症狀改善了，卻還是有50%的人失
眠〔圖十二〕。

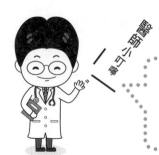

睡眠和身心疾病之間存在著雙向
的、互為因果的動態關係，要睡
得飽、睡得好才能維持良性循環
喔！

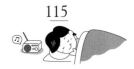

　　這再度顯示失眠成因的複雜性,它有跟憂鬱症重疊的
部分,但也可能還有其他病因。在臨床上,我們必須繼續
探索失眠症狀,加以治療,讓睡眠品質得到真正的改善,
以防範憂鬱症的復發。

〔圖十二〕憂鬱症患者治療前後的失眠情況

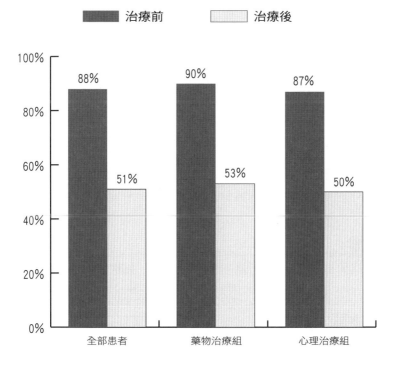

約日節律睡眠疾患

‧病因：

「約日節律睡眠疾患」簡單來說，就是睡眠的節律和週期因為內在或外在的因素而改變，所造成的睡眠障礙。造成睡眠節律週期改變的原因有：

1. **中樞生理時鐘的變化**：主要是因為年齡增長的影響。

2. **光照量的變化**：行動不方便、整天待在家裡的人，或長期住院的病患，接觸陽光的時間很短，甚至完全沒機會接觸到陽光，而逐漸失去時間的節奏。

3. **環境因素**：因為輪班、日夜工作時間不固定、國際旅遊的時差問題，或者因為移民、懷孕生產等生活上的重大改變，而影響正常作息。

4. **基因體質因素**：有些人天生就是屬於夜貓子的體質，或者因為體質／個性敏感，容易因為一些外界的干擾因素，而擾亂作息。

‧類型：

有兩類常見的約日節律睡眠疾患：睡眠相位前移症候群（太早睡太早起），以及睡眠相位後移症候群（太晚睡太晚起）。

1. **睡眠相位前移症候群**：常發生在年長者身上，他們變得太早睡太早起，吃過晚餐就開始打瞌睡，別人還在看電視，他們就上床睡覺，天還沒亮，別人還沈睡夢鄉，他們卻已經醒來。這是年齡增長的正常現象。不過，由於長者們白天退休在家很無聊，加上清晨早起，結果到了黃昏往往克制不住小睡一番，到了晚上又變成睡不著，以為自己有睡眠障礙，家人也誤以為他有失眠問題。

2. **睡眠相位後移症候群**：最常見的就是夜貓子一族，習慣晚睡晚起，跟別人的作息節奏不一樣。有些人因為天生體質的生理時鐘使然，從小就無法早起，爸爸媽媽每天叫他起床上課，都要又推又拉折騰半天，小孩也因為沒睡飽而生氣吵鬧，到學校幾乎都在打瞌睡，在老師責罰、同學取笑的情況下，更不想上學，造成學習上的困擾。

　　醫師面對這類病友，除了給予適度的光照治療外，也會看情況幫他跟學校老師溝通，因為如果天生體質如此，寧可晚一點去學校，也好過最後因此輟學。這當然需要家長和學校方面的瞭解與支持才行。

・晨型人、夜型人及光照治療：

　　每個人的生理時鐘不同，請問你是晨型人還是夜型人呢？要知道答案很簡單，只要問問自己：如果明天有一個很重要的會議，需要和人談判、做出重大決策，你會約什麼時間？如果習慣約下午和晚上，可能就是「夜型人」，

醫｜學｜小｜常｜識

光照治療（bright light therapy）

　　光照治療的設備是台機器，稱為光盒（light box），裡面裝有特別製作的燈管，亮度強過一般日光燈。

　　傳統光盒的體積較龐大，現在拜科技之賜，改採LED燈管，省電、亮度強、體積小節省空間，又可以選擇顏色。近年發現藍光對調整作息特別有益，LED藍光已成為光照治療的普遍趨勢。

　　使用光照機時，將光盒放置與眼睛同高，擺在眼睛左右一、兩公尺遠約四十五度角位置，每隔三十秒瞄一下光盒即可。它的原理就是利用一定強度的光，經眼

如果習慣早上開會，可能是「晨型人」。

　　俗諺說早起的鳥兒有蟲吃　，那習慣晚睡晚起的「夜型人」，就比較不好嗎？英國有項研究非常有趣，藉由這兩種人家中的裝潢陳設規格，進行社經地位的比較，結果發現兩者之間並沒有明顯的差別。

　　睛視網膜傳達到大腦的上視交叉神經核，而調校生理時鐘，改善睡醒節律。至於照射時間，則依光照亮度的計數單位lux決定，亮度愈亮，照的時間愈短。

　　目前光照治療效果最明顯的是睡眠相位問題，尤其是年長者早睡早起的相位前移。另外，像是北歐國家因為日曬不足，在冬天容易出現季節性憂鬱症，光照治療明顯有幫助；亞熱帶國家也將之運用在焦慮、憂鬱的處理上，但效果不若北歐明顯。

　　目前有些醫院採用光照治療室進行光照治療，顧名思義，就是將燈管裝在房間中，讓患者進去一起照。不管是光盒或光照室，原理都一樣，只在於硬體的不同。

　　不管是晨型人或夜型人，只要生活沒有遇到太大障礙，並不需要特別治療。除非是對生活造成明顯困擾，例如早睡早起的長輩，白天一人孤單在家，好不容易等到晚上，家人都回來了，自己卻體力不濟，很想睡覺，或者清晨醒來無處可去，而家人都還在睡覺，變得很無聊沮喪，這時醫師才會建議患者採用光照治療，讓患者的作息盡量跟家人同步，以減少壓力。

　　如果長輩的睡眠相位前移，一到黃昏就想睡覺，那我們可以在傍晚五、六點鐘的時候進行光照，讓大腦中的生理時鐘中樞以為太陽還沒下山，天還沒黑，想睡覺的感覺就會順勢往後延。如果是夜貓子型的人，早上起不來，就在他該醒來的時候給予光照，刺激中樞神經，將生理時鐘不斷往前推，他就會愈來愈早醒過來。

　　不論是將生理時鐘撥早或撥晚，運用光照治療的效果都不錯。它的原理就是利用光線來調校大腦的自然節律中樞，進而調整生理時鐘。值得注意的是，一般室內燈光的高度並不足以用作光照治療。光盒的光線比大自然的太陽光溫和，又沒有紫外線的危險，安全性高。目前設有睡眠中心的醫院多半可提供租借或購買光照機的管道，只是健保尚未給付這項治療。

睡眠呼吸障礙

睡眠呼吸障礙很常見，三十到六十歲之間的盛行率為
4%~9%，隨著年齡增長而上升，六十歲以上，盛行率高達
45%~62%。睡眠呼吸障礙可能加重年齡造成的認知功能
衰退，同時也是高血壓、心臟病及呼吸疾患的危險因子。

什麼樣的人比較容易罹患睡眠呼吸障礙呢？若出現以
下現象，就是值得留意的指標：

1. 打鼾，這是比較輕的睡眠呼吸障礙，聽得到打呼
   聲，代表呼吸道還勉強暢通。

2. 枕邊人看到你睡眠時會暫時呼吸中止，或睡眠時有
   被口水嗆到的現象。

3. 過度肥胖，特別是頸圍粗大。

4. 高血壓不易控制，特別是六十歲以前。

5. 白天很累，隨時隨地可以睡著。

6. 家族中有睡眠呼吸中止症的患者。

7. 夜尿。身體缺氧會刺激利尿素的分泌，當缺氧嚴重
   時就會夜尿，所以這是嚴重的指標。換句話說，如
   果打呼又常常夜尿，就要小心可能快罹患睡眠呼吸
   中止症了。

8. 永遠覺得睡不飽。

　　造成睡眠呼吸中止症的原因有很多種。生理上，患者嘴巴張開時，會看到兩邊的扁桃腺很大。一般人在小時候扁桃腺較大，長大後會慢慢變小，但睡眠呼吸中止症患者的扁桃腺卻特別肥大，另外，舌頭也較為肥大，大到牙齒的齒痕都看得到，因此容易塞住呼吸道。

　　另有一些患者的顎部或臉部構造跟一般人不一樣，臉頰及下巴後縮，形成牙齒往前凸，鼻根跑到下巴的前面。這樣的結構，很容易在躺著的時候，造成上呼吸道阻塞，而發生睡眠呼吸中止。

〔圖十三〕呼吸中止症患者特徵

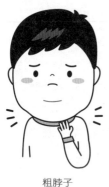
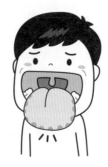
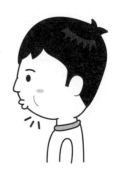

粗脖子　　　　　　大舌頭　　　　　　下巴內縮

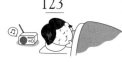

　　睡眠呼吸障礙是否需要治療？一般而言，在青壯年時，只要發現睡眠呼吸異常最好立刻治療。因為這類患者在三十歲以後，容易開始變胖、血壓升高，代謝症候群的許多症狀也逐漸出現，而罹患高血壓、中風、心血管疾病的風險也比較高，影響健康之餘，生活品質當然也會隨之降低。

　　年長者若出現睡眠呼吸障礙，可視情形決定是否需要治療。因為隨著年紀增長，多少會輕微打呼，這是常見的生理變化。但如果打呼又伴隨白天嗜睡、心臟疾病、高血壓、夜尿、認知功能損害或記性變差的現象，就必須進一步處理，建議到各大醫院睡眠中心進行徹底檢查。

快速動眼期行為疾患

　　「醫師，我阿公最近常常半夜大喊大叫、在睡夢中很激動，亂揮拳頭，有一次還打到阿媽，害她鼻青臉腫。」

　　「醫師，我阿公睡到半夜，會大喊『中華民國萬歲』，搖醒他，原來他夢到元旦在總統府廣場前升旗。」

　　以上兩則故事不是笑話，而是一種快速動眼期的行為疾患，肢體會隨著夢境情節而行動。做夢期通常發生在下半夜，所以這類行為常發生在快天亮的時候。

　　快速動眼期行為疾患多在五十到六十五歲之間病發，
以男性居多。在睡眠進入做夢期時，正常運作的生理功能
會把身體的運動功能關掉，但隨著年紀增長，大腦逐漸退
化，生理運作功能變得比較差，就會出現這種情形。患者
會跟著夢境內容發出聲音、說話、動作，尤其經常夢到被
追趕，或受到人及動物的攻擊。

　　這類患者之中，有些人會合併神經退化性疾病，在阿
茲海默症（失智症）或帕金森氏症的前期，就經常會發生
這種現象。所以快速動眼期行為疾患常被視為神經功能退
化的指標。

　　可喜的是，目前來到醫院就診的快速動眼期行為疾
患患者，大部分都沒有出現這類棘手問題。通常我會先詢
問患者最近智能記憶有沒有衰退，四肢活動是不是一樣俐
落，手有沒有發抖，每天早上翻身下床有沒有困難等問
題，目的就是在排除失智症或帕金森氏症的可能。另外，
也須檢視是否正在服用可能造成或惡化症狀的藥物，例如
抗憂鬱藥物。

　　若沒有上述問題，就不用太擔心，只要服用藥物減少
夜夢，情形就會改善。可以治療快速動眼期行為疾患的藥
劑，包括抗癲癇與焦慮的藥「利福全錠」，抗帕金森氏症

的藥物「息寧」，以及多巴胺類的藥物（可考慮第一線使用），都可以提供很有效的協助，而且不需太高劑量。

此外，患者最好為自己營造一個安全保護的睡眠環境，例如加上床邊欄杆，以防半夜亂動跌下床來。患者也須與枕邊人溝通，讓對方瞭解你不是故意胡亂揮拳、大聲吼叫。

腿部不寧症與夜間肢動症

「腿部不寧症」通常是在醒著的時候出現，有以下症狀：腿部不時感到麻麻的，癢癢的，刺刺的，這種不適的感覺讓腿部一直想動一動，尤其是搭火車、飛機等長途交通工具，需要固定坐著或躺在一個位置上，症狀尤其明顯。這時候，如果可以起來動一動，感覺會舒服些。發作的時間一般在下午或晚上，愈夜愈明顯。

腿部不寧症也常在孕婦、洗腎、缺鐵的病患身上出現。也有可能是藥物引起，尤其是抗精神病藥物、止吐藥、促進腸胃蠕動的藥、治療眩暈的藥、抗憂鬱藥物等，都會出現坐立不安的感覺，這時只要停止藥物，這類副作用就會消失。

至於原因不明的腿部不寧症，可以使用一些藥物讓

症狀消失，最常用的是抗帕金森氏症及抗癲癇的藥物，或
者「利福全錠」這類的鎮定劑，只需服用低劑量，效果都
很明顯。但這些在臨床上是屬於症狀治療，而不是治本。
比較值得注意的是，腿部不寧症常常和夜間肢動症合併出
現，而這兩種症狀又常常和帕金森氏症及阿茲海默症相繼
出現，這些疾病和快速動眼期行為疾患一樣，都代表大腦
功能有某種程度的退化，因此在照顧患者時，要特別留意
認知功能有沒有退化的情形。

猝睡症

　　猝睡症主要是中樞神經在睡眠和清醒的控制及轉換上
出了問題。最常於青少年期開始出現症狀，所以有時會看
到一些年輕人在白天出現過度的、無法克制的睡意，也可
能會在狂喜大悲時身體突然癱軟、猝倒。

　　在求診的患者中，有人在當兵踢正步時睡著；有人和
朋友到新店碧潭去玩，走在吊橋上，朋友都已走到橋的另
一端，他卻站在吊橋中央睡著了。也有人打麻將胡牌時，
身體突然失去肌肉張力而猝倒，讓牌友驚慌失措；或者被
夢境裡的聲音或情節吵醒，亦即將醒未醒的幻覺，或是無
法控制全身肌肉而動彈不得（就是俗稱的「鬼壓床」）。

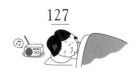

這樣的患者很辛苦，不管前一晚夜眠質量再好，在白天卻很難持續清醒。

到目前為止，猝睡症的病因依然不明，有人認為和自體免疫有關，身體內會出現攻擊自身的免疫過程，也有可能是母親懷孕過程中受到病毒感染，出現了自體抗體，破壞了部分大腦分泌清醒激素的細胞。另外，某些人類白血球抗原（human leukocyte antigens，簡稱HLA）的基因型，也可能和猝睡症有關。臨床上也發現猝睡症與遺傳似乎有關連。

目前治療猝睡症的方式，分為藥物與非藥物治療：

· 藥物治療：

主要使用兩大類提神藥，一是用來治療兒童注意力不足與過動症的「利他能」（Ritalin），此藥物可以刺激大腦神經細胞累積多巴胺，協助睡眠的清醒機轉。但「利他能」屬中樞神經興奮劑，有可能出現暴衝、心悸、手抖、焦躁、頭痛、腸胃不舒服、噁心等副作用。

這時也可考慮使用「普衛醒」（Provigil）。「普衛醒」在美國是很有名的藥，結構和抗憂鬱藥有點像，在治療猝睡症的效果上和「利他能」差不多，只是副作用較少、藥效長、作用機轉單純，使用較為方便。不過「普衛醒」價

格昂貴，要事先提出申請，核准之後健保才會給付。

另外，對於猝睡症的猝倒、鬼壓床、幻覺等症狀，則使用三環抗憂鬱藥來治療。這是傳統型的抗憂鬱藥，透過增加血清素和正腎上腺素以調整肌肉失去張力的機轉，減少鬼壓床的現象，效果良好且作用迅速。

‧非藥物治療：

鼓勵主動小睡（active nap）。猝睡症基本上是一種永遠睡不飽的病，寧可鼓勵當事人每隔一小時小睡一下，也不要讓他出現猝睡的症狀。主動小睡，醒後的精神會清爽些，比較可以撐得住一整天的課業或工作，但這必須經由醫師和患者的老師、主管說明，取得良好的溝通和理解。

猝睡症發病的高峰點有兩個，青少年時期和四十歲左

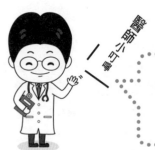

貼心小叮嚀

睡眠障礙與許多疾病相關，要先釐清病因才有辦法對症下藥。

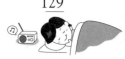

右。值得注意的是，若是在青少年時期發病，很容易被誤解為不想上課才打瞌睡，在情緒和學習上經常受到批評和責備。由於經常出現恍神的狀態，也常被誤會為「注意力不足症」，很巧的是，注意力不足的孩子剛好也是吃「利他能」就有效，所以患者在國中時都覺得自己是注意力不足症，直到上了高中，嗜睡問題變得更嚴重，覺得不對勁而找上睡眠醫師。

失智症患者的睡眠障礙

　　失智症患者的睡眠障礙好發於男性，尤其是記憶力缺損嚴重或功能下降明顯的失智患者。它的症狀是夜半醒來的時間與頻率增多，深睡期與做夢期的睡眠減少，因而容易於日間打盹，造成作息混亂。

　　失智症患者的睡眠障礙在治療上仍具挑戰性，因為大腦功能已經開始退化，不管藥物或非藥物的治療效果都有限。目前比較常用的治療方式為：落實睡眠保健原則、光照治療及藥物治療。如果可能，陪同失智症患者經常出去曬太陽。但是有時患者會因為體力不佳、行動不便而拒絕外出，或者是家屬擔心患者的認知功能有問題，出門可能發生意外，而讓他們待在家裡或安養機構，如此一來，外

出運動曬太陽的機會減少，這時光照治療就是一個很好的
選擇。

　　當大腦退化時，中樞神經生理時鐘的功能也跟著功能
不彰，如果能讓失智症患者增加照光，有機會適度運動，
作息還是可以調得不錯。根據臨床觀察，光照治療用在失
智症患者的睡眠障礙的治療上，具有不錯的效果。

【第五章】

失眠的診斷

當失眠者走進診間敘述種種困擾，
醫師就展開了診斷流程……

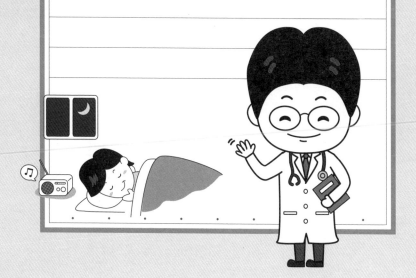

　　「我最近一直睡不好，需要去看醫生嗎？」「醫
師，失眠可以不吃藥嗎？我怕吃安眠藥會上癮……」
　　失眠是現代人常見的困擾。失眠到什麼程度需要看醫
生？到醫院求診，就一定要吃安眠藥嗎？聽說現在睡眠中
心很熱門，很多人要排隊去醫院睡覺，到底睡眠中心是做
什麼的？……關於睡眠醫學的診療和服務範圍，很多人都
不太清楚，卻也因此充滿好奇。以下簡要說明。

何時應該就醫？

如前面章節所述，睡眠品質是一種主觀感受。每人所需的睡眠量不一樣，有人一天只要睡五、六個小時就夠了，有人卻要睡滿九小時；有人不容易入睡，但隔天依然神清氣爽，有人睡很多，醒來卻疲憊不堪。是否需要求醫，第一個判斷關鍵就是：失眠是否已經造成生活上的困擾？

自我檢測評量表

為了幫助讀友評估自己的睡眠品質，在此特別提供兩份簡單的自我評量表，有失眠困擾的朋友可以計算得分，作為是否需要求醫的參考。

失眠自我評量表（Insomnia Self-Assessment Inventory, ISAI）

這是世界衛生組織制訂的一個通用量表。如果你在這份量表上有兩個以上的答案是「經常如此」或「總是如此」，最好與醫師討論你的睡眠狀況。

失眠症自我評量表

NO	請根據過去四星期的睡眠狀況勾選最適當的敘述	從未	很少	偶爾	經常	總是
1	我有入睡困難的情形					
2	我需要超過一個小時以上才能睡著					
3	我夜間會醒來三次以上					
4	我夜間醒來，常要花很長的時間才能再度入睡					
5	我早上會太早醒來					
6	我擔心不能睡好					
7	我會喝酒幫助入睡					
8	我躺在床上時，腿部會有不安寧或抽動的感覺					
9	我早上會起不來					
10	我醒來時仍然感覺疲倦					
11	我的睡眠無法讓我感到精神飽滿					
12	雖然我躺在床上的時間夠長，卻未得到足夠的睡眠					
13	我的睡眠讓我在白天覺得疲乏					

中文版雅典失眠量表（The Chinese Version of the Athens Insomnia Scale, CAIS）

這是希臘雅典大學康斯坦汀・索泰特斯（Constantin R. Soldatos）教授所製作的一份量表。中文版經原作者授權，由國立陽明大學社區醫學研究中心周碧瑟教授與筆者等多人共同翻譯校訂，只有八道題目，很容易填答，在國內被廣泛使用。

如果你在「過去三個月以來，一星期至少三天有睡眠困擾」，才需要填寫此份量表，以進一步確認自己的失眠型態。總分最高24分，最低0分，倘若得分在8分以上，最好跟醫師討論你的睡眠情況。

以上兩個自我評量表都是很好的初步檢測工具。失眠的成因眾多，且彼此之間的關係非常複雜，當出現睡眠障礙時，可以先自我評估最近生活中是否出現急性壓力事件，例如身體疼痛或生病、吃藥、考試、必須完成某重要計劃、工作變動、旅行、搬家、退休、情感過於波動、生活環境品質不佳等，如果答案是肯定的，那麼，失眠障礙可能只是因應現實壓力而產生的身心反應，過一段時間，當這些急性壓力事件消失之後，睡眠應該就可以慢慢恢復正常，無須過度擔心。

中文版雅典失眠量表

說明：這一份量表是為了協助你評估自己的睡眠困擾程度，前提是過去一個月以來，**每星期至少有三天的睡眠困擾。**

	0	1	2	3
入睡時間	沒問題	略為延遲	中度延遲	嚴重延遲
睡眠中斷	沒問題	問題不大	問題明顯	嚴重中斷
過早清醒	沒問題	有點提前	明顯早醒	嚴重早醒
總睡眠時間	已足夠	有點不足	中度不足	嚴重不足
整體睡眠品質	很滿意	有點不佳	明顯欠佳	極不滿意
白天的美好感*	還不錯	有點下降	中度影響	嚴重下降
白天身心功能**	還正常	有點下降	中度影響	嚴重下降
白天嗜睡程度	沒有嗜睡	輕度嗜睡	中度嗜睡	嚴重嗜睡

＊ 美好感指的是心情、情緒狀態

＊＊ 包括體力、注意力、記憶力等

失眠自我評量表總分： ＿＿＿＿＿＿＿

但是若自己找不出原因，失眠又持續存在，或出現以下幾個現象，就應該考慮尋求專業醫師的診斷和治療，才不會延誤病情。

1. 原本偶發性／短暫性的失眠逐漸轉變成慢性失眠，也就是失眠症狀持續超過三個月以上。

2. 長期覺得疲倦、怎樣都睡不飽。

3. 伴侶或家人告知，晚上的鼾聲太大，或出現睡眠呼吸暫停的現象。

4. 嘗試過各種自我療法（運動、按摩、靜坐、聽睡眠音樂……），都不能改善失眠問題。

5. 因為背痛、憂鬱、關節炎、呼吸疾病、心血管疾病或其他慢性病而長期影響睡眠。

就醫前的準備

醫師的角色和功能是評估患者的失眠型態，給予適當建議和相關諮詢，同時建立詳細的病史紀錄，進行必要的檢查，以確定失眠問題的可能根源，並且跟患者討論有效且可行的治療方法，來解決失眠問題。

失眠者本身是最瞭解自己身體問題和困擾的，為了讓醫師能快速瞭解求診者的需求，建議在就診前，先整理清

楚自己的睡眠狀況，愈詳細愈好，肯定可以讓看診過程事半功倍：

1. 首先須讓醫師知道你的睡眠問題多久了，以及其頻率（一個星期是否三天以上、是否連續超過三個月）、何時開始造成困擾？

2. 失眠的症狀及頻率：有哪些夜間症狀？（入睡困難、夜眠中斷、一直覺得睡不飽……）有哪些日間症狀？（白天精神不濟、注意力不集中、影響工作或課業……）

3. 失眠問題對生活造成哪些影響？如記憶力減退、疲倦、易怒、經常打瞌睡或遲到、對很多事失去興趣等。

4. 如果目前有服用任何藥物，請務必攜帶，出示給醫師參考。

5. 推測失眠原因，如最近生病、生活改變、面臨壓力等，都可以主動告知醫師。

6. 讓醫師知道你的睡眠和飲食習慣：平常幾點上床、躺多久可以入睡、早上幾點起床、睡前是否有吃宵夜、運動、寫日記或看書的習慣等等。即使是不好的生活習慣也要坦白告知，例如睡前喜歡看恐怖電

影、喜歡熬夜打電動或玩手機遊戲、抽煙喝酒、經常應酬等。

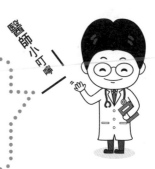

醫師小叮嚀

自我評量表是很好的初步檢測工具，好好利用它們！若找不出失眠的原因，先做好就醫前的準備，可以讓看診過程事半功倍！

幫助診斷的工具

睡眠日記

　　如果你不知道要如何描述自己的睡眠狀況，可以運用一種很方便簡單的工具——睡眠日記。每天只要花十分鐘紀錄，就可以清楚顯示你的睡眠型態，縮短門診流程，幫助醫師快速診斷。

　　睡眠日記就像一張功課表或行事曆，上面標示著時間與紀錄事項。紀錄方式如下：早上醒來後，開始回想昨

第一星期的睡眠日記		
指示說明：每天早上和下午完成一份睡眠日記是非常重要的，絕對不要一次填寫好幾天的日記。		
問題	範例	
早上填寫（隔天）		
日期	11／20	
星期	星期一	星期二
是否使用任何幫助睡眠的物質？是什麼？	有。熱牛奶	

天晚上幾點躺上床；幾點入睡；幾點醒來；花多少時間入睡；半夜是否醒來；總睡眠時間是多少；醒來精神好不好；以及一些促進或干擾睡眠的因素，比如睡前的活動、噪音、藥物、上廁所、其他外在干擾或是自己的想法及情緒等。

　　傍晚時，再回想整個下午的狀況，包括下午的精神好不好；有無午睡；下午是否喝咖啡等。如是依序紀錄夜晚睡眠狀態和白天作息情形，就是一天的睡眠日記，依此連續紀錄兩個星期。

不需要計算實際的時間次數，只要簡單的寫下大概推估的情形即可。

	星期三	星期四	星期五	星期六	星期日

星期	星期一	星期二
就寢時間（躺上床的時間）（＊請見下方說明）	11：30 PM	
睡著所需時間（入睡要花多少時間？）	45分鐘	
醒來的次數	4	
總計睡眠時間	6 小時	
起床時間（＊請見下方說明）	7：00 AM	
起床時感覺如何？（＊＊請見下方說明）	3	
下午填寫（當天）		
是否有小睡？（何時、多久）	1：00 PM-10 分鐘 5：00 PM-50 分鐘	
有喝酒嗎？（何時、多久）	5：00 PM／2杯	
有喝含有咖啡因飲料嗎？（何時、次數）	8：00 AM／4 2：00 PM／2	
中午時感覺如何（＊＊請見下方說明）	2	
下午時感覺如何（＊＊請見下方說明）	2	

星期三	星期四	星期五	星期六	星期日

＊你可以使用AM／PM十二小時表示法或二十四小時表示法
＊＊1.疲倦／嗜睡　2.某種程度的警覺　3.非常清醒

睡眠尺

　　睡眠日記也可以用「睡眠尺」的方式來呈現。睡眠尺就像一根量尺，以一條時間線標示出各種附加說明的符號，包括上床時間、入睡時間、睡眠狀態、起床時間，以及各種有利睡眠或干擾睡眠的因子，例如睡前的相關活動、環境因素、藥物、上廁所、情緒狀態等。

　　你可以利用早上起床的五分鐘，在睡眠尺上紀錄昨夜的睡眠狀況，然後，等晚上睡覺前，再回想白天的各種狀況，進行標記。一天只要十分鐘，就可以留下詳實的睡眠紀錄。

　　不管是睡眠日記或睡眠尺，一般來說，至少都要連續紀錄兩週，才可以看出睡眠的型態。患者可以參考附圖的範例，在家自行紀錄兩個星期之後，再帶著這份資料到醫院就診。

　　不管是睡眠日記或是睡眠尺，都可以協助醫師迅速瞭解患者的睡眠習慣、睡眠效率及睡眠相位。睡眠效率是一個百分比，分母是躺在床上的時間，分子是真正睡著的時間。公式如右上：

睡眠效率 =（實際睡著時間／躺床總時間）×100％

例如躺在床上八小時，但因為入睡困難，而且半夜醒來兩次，實際睡著的時間只有六小時，睡眠效率就是（6／8）×100％=75％。

睡眠效率可以幫助醫師瞭解病人的睡眠狀況，及治療後的睡眠改善程度。睡眠效率愈高愈好，如果可以達到90％以上，就代表睡眠品質良好；而就診後的睡眠效率提高了，也代表治療達到明顯的成效。

我的睡眠尺

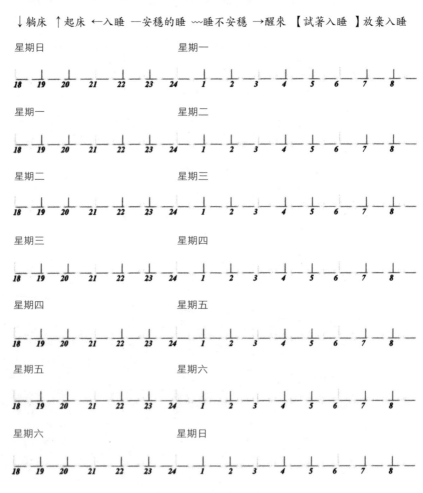

F食物　C咖啡因　E運動　W煩惱　R閱讀　M藥物　T廁所　A酒　I干擾

—|—|—|—|—|—|—|—|—|—|
9　10　11　12　13　14　15　16　17　18

早上起床後精神：
1.佳 2.普通 3.稍想睡 4.差

—|—|—|—|—|—|—|—|—|—|
9　10　11　12　13　14　15　16　17　18

早上起床後精神：
1.佳 2.普通 3.稍想睡 4.差

—|—|—|—|—|—|—|—|—|—|
9　10　11　12　13　14　15　16　17　18

早上起床後精神：
1.佳 2.普通 3.稍想睡 4.差

—|—|—|—|—|—|—|—|—|—|
9　10　11　12　13　14　15　16　17　18

早上起床後精神：
1.佳 2.普通 3.稍想睡 4.差

—|—|—|—|—|—|—|—|—|—|
9　10　11　12　13　14　15　16　17　18

早上起床後精神：
1.佳 2.普通 3.稍想睡 4.差

—|—|—|—|—|—|—|—|—|—|
9　10　11　12　13　14　15　16　17　18

早上起床後精神：
1.佳 2.普通 3.稍想睡 4.差

—|—|—|—|—|—|—|—|—|—|
9　10　11　12　13　14　15　16　17　18

早上起床後精神：
1.佳 2.普通 3.稍想睡 4.差

腕動紀錄器

　　另外，還有一種腕動紀錄器，也可以用來收集每日睡眠活動的紀錄。它是像手錶一樣戴在手腕上的簡單儀器，可預先設定收集訊號的時間，每隔一定的時間紀錄一次。如果我們醒著，身體不時有顯著的移動，它的紀錄是如針狀的動作訊號；當我們睡著了，躺平不動，它就呈現出靜止的圖形訊號。它可以自動紀錄我們每日的作息型態，除了洗澡時間之外，必須二十四小時戴上，連續紀錄一至兩星期。

　　腕動紀錄器非常方便，患者不需要特別做什麼，儀器會自動紀錄。問題是，當失眠者靜靜躺在床上不動，但根本沒睡著時，腕動紀錄器就不準了。所以最好還是要搭配睡眠日記一起使用，以達到最準確的睡眠紀錄。

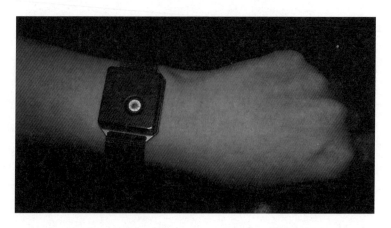

失眠診斷流程

　　當失眠患者走進診間，敘述著失眠的種種困擾，醫師就展開了診斷流程。首先要確認患者何時開始有睡眠困擾。如果少於三個月，而且之前不曾有過這種情形，可以指導患者先進行睡眠衛生的保養守則，讓他回家試著改善睡眠習慣，通常都有幫助。如果過去曾經發生過，也就是復發性的失眠症，就要比較小心，這時除了給予睡眠衛生教育，也會視情況開立安眠藥作為輔助。

　　如果失眠情況比較嚴重，已經超過三個月以上，就必須進行成因的診斷〔見圖十四〕。醫師會先詳細詢問患者的失眠型態，是屬於入睡困難、睡眠中斷、太早起床或者睡不飽。接著瞭解患者的體質因素（是否有神經質的傾向，或一遇到壓力就失眠）；個性是否較多愁善感或完美主義（容易情緒低落，緊張，自責）；最近有無新出現的疾病、用藥或壓力等急性因素；是否有高血壓、糖尿病、精神科疾病等慢性病史；是否使用某些藥品或毒品；是否有不良的睡眠衛生習慣（例如因為失戀睡不著，半夜不睡覺又拚命抽煙喝酒，或者習慣跑夜店、下班後去KTV唱歌跳舞，讓情緒愈夜愈高昂）；身體是否有疼痛或異常；有

〔圖十四〕失眠診斷流程圖

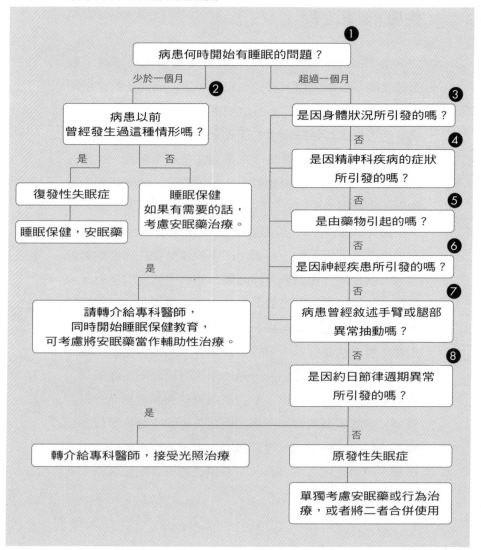

無手部腿部抽動的情形（肢動症）；是不是約日節律睡眠疾患（太早睡太早起、太晚睡太晚起）等等。

此時若有合併其他的身心疾病，就要先治療該疾病。如果是疾病引起的失眠，只要疾病減緩，睡眠也會跟著好轉。不過，如果失眠已經慢性化，根據臨床經驗，在身體疾病好轉之後，有很大的機會，失眠仍會持續下去。

針對持續性的失眠，下一步要檢視其嚴重程度，是否同時有白天症狀與夜間症狀的困擾？是否由不好的睡眠習慣造成？有無可能自行緩解？……若患者嚴重失眠是因為最近發生不順遂的事件，壓力過大，這時可以短期使用三至七天的藥物，先幫助患者好好睡一覺，讓他有充分的精神和元氣去面對壓力的挑戰。等到壓力事件落幕，睡眠就會慢慢恢復正常。

如果不是暫時性因素引起，也不是疾病或不良習慣的問題，就歸類為原發性失眠症，可以直接進入治療程序，患者可選擇服用安眠藥物，或不吃藥的認知行為治療。大約一個月後，醫師再進行複診，觀察患者的失眠情況是否改善。倘若沒有改善，則需重新評估或轉介給睡眠專家。

睡眠中心的功能

　　最近幾年，隨著失眠知識的普及，以及睡眠疾患的增加，國內許多醫療機構紛紛設立睡眠中心，引起許多民眾的好奇。聽說這是一個白天很冷清、晚上很熱鬧的地方；聽說睡眠中心很夯，要去睡眠中心睡覺，還要排隊等待。究竟睡眠中心是怎樣的地方？什麼樣的症狀需要去睡眠中心檢查呢？

　　睡眠中心最大的功能，是可以利用患者睡眠時，進行多項睡眠檢查。它宛若一座睡眠生理實驗室，配備有許多儀器設備，可藉助精密的生理腦波儀，結合心電圖、肌電圖、眼動圖、血氧測量等數據，進行綜合性的檢測，紀錄患者在睡眠過程中的腦波、眼球轉動、肌肉張力、呼吸氣流、心跳頻率、胸腹呼吸活動、打鼾次數、血氧飽和指數、肢體活動及睡眠體位等生理變化，以找出睡眠發生障礙的真正原因。

　　適用多項睡眠檢查的患者包括睡眠相關呼吸疾病（如嚴重打鼾、睡眠呼吸中止症）、猝睡症、複雜之異類睡眠症（如嚴重磨牙、夢遊、尿床等）、夜間癲癇、疑似陣發性肢動症、複雜之失眠狀況等。另外，也可以運用這些檢

查，進行睡眠相關呼吸疾病的療效評估。

　　由於這些適應症的病因可能非常複雜，所以睡眠中心是一個跨領域整合的單位，除了精神科醫師之外，還有胸腔科、耳鼻喉科、牙科、神經科醫師共同會診。

　　目前運用睡眠中心最多的是睡眠呼吸中止症患者，其次是嗜睡症患者。這類患者每天都昏昏欲睡，非常疲憊。通常診斷的第一步是看看他的睡眠時間是否充足。如果是睡眠不足引起，例如年輕人熬夜打電動、上班族長期加班輪班或熬夜、為了照顧幼兒或家人而經常夜眠中斷、因為生病半夜咳嗽或疼痛而睡眠品質不佳等，導致日間症狀的產生，這叫做「睡眠剝奪」，只要增加睡眠時間，必要時輔助安眠藥物，讓患者睡飽就沒事了。

　　但如果睡眠時間非常足夠，白天卻一樣昏沈疲倦，睡覺時又有打呼或呼吸暫停的情形，就需要請睡眠專家進行睡眠呼吸中止症的評估。如果沒有呼吸中止的現象，就要檢視是否曾經猝倒、將睡未睡時出現幻覺等猝睡症的症狀。倘若兩者都不是，則要進一步進行中樞神經系統過眠症的評估。

　　值得注意的是，失眠最常見的成因是憂鬱症，但是，多項睡眠檢查之適應症並沒有包括憂鬱症這一項，可見一

〔圖十五〕日間嗜睡症診斷流程圖

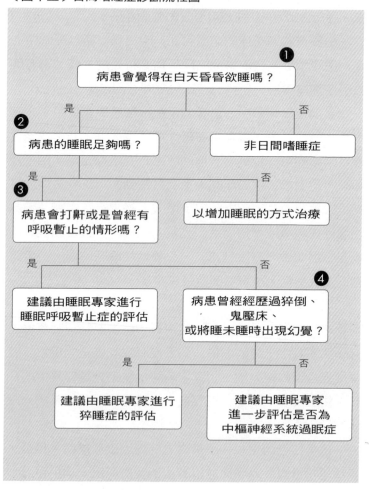

般的失眠患者並不需要接受多項睡眠檢查的診斷。多項睡眠檢查雖然可以看到患者的睡眠階段（淺睡期或深睡期或做夢期），可以看到睡眠障礙的類型（入睡困難、夜眠中斷、早醒、睡眠時間很短等），但這些資料並不需要進入睡眠實驗室，只要透過一般的自我評量表及睡眠日記就可以得知，所以一般失眠患者並不需要多項睡眠檢查，這個醫療資源還是留給有需要的患者使用為佳。

事實上，除了多項睡眠檢查之外，睡眠中心還可以提供患者各式各樣整合性的治療資源與器材。舉例來說，國內經過台灣睡眠醫學會認證的睡眠中心（請參照附錄），可以提供不同科別的聯合門診，讓失眠患者無需於各科間轉診奔波。設備完善的睡眠中心多半也可以提供居家型的多項睡眠檢查，認知行為治療、光照機與腕動計等器材的租借。因此，在與醫師詳細的討論後，準確的善用睡眠中心的各項資源協助康復，才是到睡眠中心接受診療的最大好處。

【第六章】

失眠的治療

失眠如何治療？
是否用藥？有副作用怎麼辦？……
且讓醫病雙方攜手
擊潰「失眠」這個暗夜殺手。

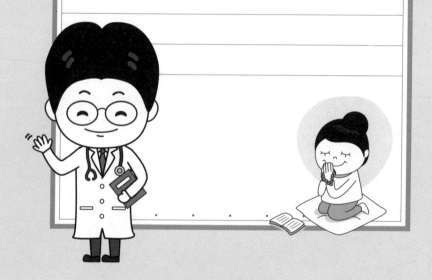

不吃藥的治療——認知行為療法

「醫師，聽說治療失眠不一定要吃藥，那要怎麼進行？對我有效嗎？」許多人對於安眠藥感到疑慮，心存抗拒，都希望選擇不吃藥的治療方法。坊間許多五花八門的另類療法應運而生，例如草藥、針灸、推拿、音樂、精油、特殊寢具等，但這些都只能當作輔助療法。目前唯一經過科學驗證，確定有效、毫無副作用、可以長期自我保養、不必花錢的治療方法，就是認知行為療法（Cognitive Behavior Therapy, CBT）。

失眠認知行為治療已在國外實行近三十年，這是以睡眠行為醫學為基礎，心理學原理為輔的治療方法。它的好處是可以根據患者的症狀，提供量身訂做的配方和技巧，從治療早期到晚期，從一般性到特殊性的治療，都能設計不同的組合，以協助不同病情的失眠患者，是系統完善的治療方式。顧名思義，認知行為治療包含了認知和行為兩個層面：

· 認知層面：

推廣正確的睡眠知識，進行睡眠保健教育，包括向患者說明睡眠的原理、打破成見和迷思、告知睡眠保健知

識、建立正確的觀念和習慣、提供一般性的建議、國內醫
療資源和諮詢機構等。

‧行為層面：

　　教導患者利用刺激控制、放鬆技巧、限眠療法、矛盾
療法等技巧，以心理學上的「制約」原理，重新與寢室、
床舖建立良好的、放鬆的正向關係，養成「倒頭就睡，快
速進入夢鄉」的好眠習慣。

〔圖十六〕認知行為治療的適用情況及各種技巧

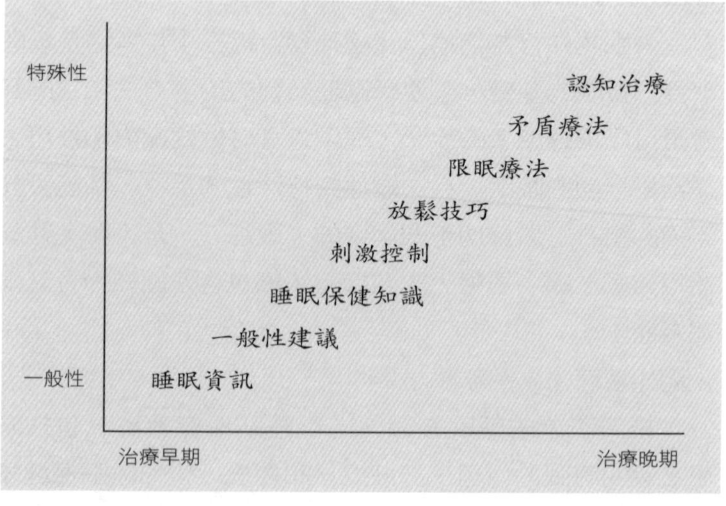

特殊性

認知治療

矛盾療法

限眠療法

放鬆技巧

刺激控制

睡眠保健知識

一般性建議

一般性　睡眠資訊

治療早期　　　　　　　　　　治療晚期

認知行為治療是一組由易到難、由一般性到特殊性的專業治療技巧，如〔圖十六〕所示，最左下角是一般資訊的提供，這是入門的開始，接下來是睡眠保健知識的教育，例如作息要正常、睡前不要吃刺激性的食物、不要太晚運動等等，這些資訊聽起來像是老生常談，但它確實是影響好眠的重要因素，如果患者瞭解「為什麼作息要正常？」「為什麼睡前不宜大吃大喝？」等睡眠的原理，就會比較有意願去實行，這才是衛教的真義。

　　「睡眠保健知識」適用所有人，即使尚未到達失眠症狀，也可以防範未然，改善睡眠品質，促進身心健康。至於已經飽受失眠困擾的患者，醫師們可以提供不同的訓練技巧，例如「刺激控制」可以處理患者睡眠延遲的問題；「限眠療法」可以處理入睡困難、睡眠中斷或品質不良的症狀；「放鬆技巧」可以處理患者睡前生理／認知或情緒過度警醒的症狀；「認知治療」則利用引導與澄清的方式，改變患者對於失眠的一些不健康的慣性和成見，也可以處理患者睡前思緒飛馳或反覆思量三省吾身的問題。以下針對常用的方法簡單的說明：

夜│夜│好│眠│
第六章‧失眠的治療

刺激控制

　　提到行為學派，就不能不提到伊凡‧巴夫洛夫（Ivan Pavlov）和他的狗。巴夫洛夫是俄國生理學家，他以研究狗分泌唾液的行為機轉而獲得了諾貝爾醫學獎。這個研究實驗是狗看到食物，就會有流口水的本能反應，巴夫洛夫在給狗食物的時候，就發出鈴聲。幾次之後，狗發現鈴聲總是伴隨食物出現，從此只要搖鈴，即使沒有食物，狗也會開始流口水。巴夫洛夫把鈴聲和食物的連結稱為「制約」反應——只要發出鈴聲的刺激，就會產生流口水的反射動作。

　　從行為學派的眼光來看，良好的睡眠習慣，就是讓床鋪跟睡眠產生制約連結，一上床就想睡覺。然而，有些人卻在不知不覺中養成不利睡眠的刺激連結，例如喜歡躺在床上看電視、看書、打電腦、玩遊戲，結果床鋪不再與睡眠連結，而是跟工作、娛樂、休閒活動產生連結，每次躺到床上，身體的直接反應不是放鬆入睡，而是清醒、興奮，睡意自然不容易降臨。

　　治療失眠的「刺激控制」法，大致分為兩個步驟，要先解除不利睡眠的制約，再建立有利睡眠的制約連結。所以治療的第一步是告訴患者，千萬不要在床上做跟睡眠無

關的事，因為它們只會讓腦筋更清楚。身體會有慣性、有記憶、有反射性的連結，當床鋪和其他活動連結，在床上睡不著就變成理所當然了。放鬆之後，睡意就有機會浮上來。當放鬆到開始打哈欠、恍神、流眼淚、有疲憊感，再回去床上靜躺就比較容易順利睡著。這時身體再度與床鋪

醫｜學｜小｜常｜識

刺激控制法的小技巧：

1. 臥室的主要功能是睡覺。
2. 只有真的想睡的時候才上床。
3. 躺在床上十五到二十分鐘都睡不著時，就起床去另外一個房間進行一些靜態活動（避免有目的性的事情）。只有在真的想睡了才回到床，如果需要的話，可以重複操作此步驟。
4. 固定早上起床時間，無論總睡眠時間多長。
5. 避免白天的小憩、午睡。

產生新的制約，床鋪又變成睡覺的地方。

　　根據病患的經驗說法，嘗試幾次之後，只要有一次成功就OK了，身體會自動連結，重新找回躺在床上就睡著的感覺，這就是刺激控制的原理。

放鬆技巧

　　前面我們提過，失眠不是睡不著的病，而是太清醒的病。許多患者難以入睡的原因，是因為睡前的生理狀況不夠放鬆，可能太亢奮、太緊張、太警醒，腦中思緒紛飛，神經系統很忙碌，肌肉很緊繃，當然無法順利睡著。這時可以利用一些放鬆技巧，例如腹式呼吸法、漸進式肌肉放鬆、靜坐冥想等。其中漸進式肌肉放鬆是一般人比較陌生的，卻很簡易又有效，在此特別介紹給各位讀友參考。

　　這套方法主要運用「緊張─放鬆」的技巧，快速達到肌肉放鬆的效果。例如你想要放鬆肩膀的肌肉，就要先聳起肩膀，將肌肉繃緊五至七秒鐘，然後慢慢鬆開，安靜十五到三十秒。這時，肩膀肌肉就會有一種輕柔鬆弛的舒服感覺。透過這樣的練習，仔細去感覺全身各部位肌肉在「緊張」和「放鬆」之間的不同，以增進對身體的覺知，每當意識到自己處在緊張狀態時，就可以運用這個方法讓

身體放鬆。

　　研究指出，肌肉的放鬆可以帶動腸胃系統以及心臟血管系統的放鬆，降低血壓，減緩脈搏，對於緊張性的頭痛、偏頭痛、背部酸痛也有改善效果。同時也可以帶來情緒的舒緩，降低憂鬱及焦慮，有助於睡眠。具體進行方式簡述如下：

・**時間**：依據放鬆部位多寡，每次練習大約十五到三十分　　　　鐘不等。最佳時間是在三餐之前或睡前。

・**環境**：找個安靜、舒適、不會受到干擾的地點練習，對　　　　失眠患者來說，最好的地點是在寢室。穿著寬鬆　　　　舒適的衣服，室內不要太冷，燈光不要太亮，白　　　　天練習時，可將光度減弱；晚上練習時，可安排　　　　在入睡前進行。

・**姿勢**：練習時可以坐在椅子上，也可以躺在床上，最重　　　　要的是全身放輕鬆。坐姿時，雙手自然垂放在身　　　　體外側；平躺時，可用小枕頭墊在頸部、腰部或　　　　膝下，讓肌肉更加放鬆。

・**放鬆練習**：將全身肌肉分成四大區域，逐一練習。

　　1. 手掌、手腕、手臂的肌肉：首先，用力握緊雙手拳　　　　頭五至七秒，然後放鬆二十秒。接著，高舉起手

臂，肌肉繃緊，然後放鬆。每個動作之後，都要安靜體驗肌肉放鬆的感覺。

2. 臉、頸、肩部的肌肉；額頭往上揚，用力繃緊額頭肌肉，然後放鬆。接著，緊皺眉頭，然後放鬆。用力咬緊牙關和牙齒，感受臉頰肌肉的緊繃，再逐漸放鬆。 用力張開嘴巴，再慢慢放鬆。用力將肩膀聳起繃緊，再慢慢放下。

3. 胸、腹、背部的肌肉：用力將背部拱起繃緊，再慢慢放鬆。深呼吸，讓胸部和腹部吸滿氣，然後閉氣十秒，然後呼氣，放鬆，恢復自然呼吸。

4. 大腿、膝蓋、小腿和腳部的肌肉：首先，繃緊大腿肌肉，然後放鬆；接著是膝蓋、小腿肌肉的繃緊，然後放鬆。

・注意事項：在練習過程中，當繃緊某一組肌肉時，其他各部位的肌肉請放鬆。全身肌肉都練習過之後，可以放鬆幾分鐘，檢視是否還有一些身體肌肉仍處於緊張狀態。但也不必要求在第一次練習就能達到全身放鬆的狀態，只要持續練習，就可以慢慢變成放鬆達人了。

限眠療法

「限眠療法」又稱為「睡眠濃縮法」。當失眠患者一直躺在床上輾轉反側，無法睡著，不僅增加了挫折感和焦慮感，也讓睡眠效率大幅降低。在介紹睡眠日記的時候，我們曾經提到睡眠效率的計算：分母是躺在床上的時間，分子是實際入睡的時間，而「限眠療法」簡單講，就是縮減分母，以提高睡眠效率。

例如晚上十點上床，但常常躺到凌晨三點才真正睡著，然而早上八點就必須起床。這時不妨乾脆凌晨三點才上床，同樣睡到早上八點。這樣一來，不但可能很快就會睡著，也花費較少的時間躺在床上，睡眠效率的百分比自然提高。

如果連續一個星期，都是凌晨三點上床，躺半個小時睡著，早上八點起床，那麼躺在床上的時間有五小時，真正睡著有四點五小時，$4.5 / 5 \times 100\% = 90\%$。睡眠效率可以達到90%以上，這對患者來說是很大的進步。下個星期就可以將睡眠時間往前挪一個小時，改成兩點上床。只要當週平均睡眠效率在85%以上，上床時間就可以繼續往前挪，但若發現睡眠效率變差了，就退回來，晚一點上床，等情況穩定再慢慢往前。

　　這個療法很適合浪費太多時間躺在床上的人，「濃縮」躺在床上的時間，主要是希望能夠睡得更有效率，讓上床與睡眠的連結更加強化且明確。

矛盾療法

　　矛盾療法（paradoxical intention therapy）是一個很特別的療法，認知行為治療中經常運用到這個技巧。

　　很多患者常說：「我在沙發上可以睡，車上可以睡，坐在客廳看電視可以睡，偏偏就是躺在床上睡不著！」原因之一是制約連結的問題；原因之二是當我們看電視和坐車時，壓根兒不會擔心睡得好不好，完全不會焦慮，反而很放鬆地睡著了。但是躺到床上，一心一意只想快點睡覺，太專注於這個目標，反而變得很緊張，而妨礙睡眠。

　　很多知識份子都有這類問題，對他們而言，人生沒有什麼事是不可控制的，睡覺吃飯這麼簡單的日常小事，當然更不應該有問題，偏偏躺在床上就是睡不著，愈在意愈用力的想睡覺，就會愈焦慮愈睡不好。

　　「矛盾療法」就是針對這種認知焦慮的逆向操作，首先要讓身心保持放鬆狀態，當睡意來襲時，就故意撐住，告訴自己不要睡，結果反而不知不覺就睡著了。

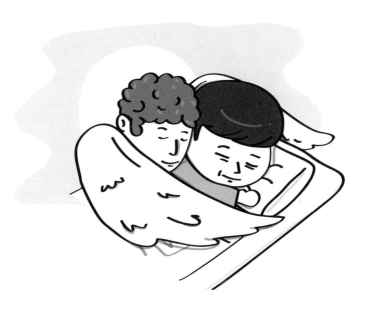

認知治療

　　所有療法中最困難的是「認知治療」。很多患者抱怨說：「我晚上睡不好，白天精神很差，什麼事都不能做，所以晚上一定不可以失眠，否則隔天就毀了。」因為太在意，到了晚上就很焦慮，整個注意力焦點都放在晚上，反而擴大失眠的影響力。

　　這時醫師可以結合睡眠保健知識，說明睡眠的原理，

並提醒失眠者：「你晚上睡不好，白天更要保持正常活動，該起床就起床，該運動就運動，如果因為沒精神，這個不做，那個也不做，活動量不足，怎麼累積睡眠債呢？」如果患者覺得有道理，頓悟了，改變認知也修正行為，就可以得到治療效果。

　　臨床研究發現認知行為治療法通常必須配套使用，至少要做到〔圖十六〕的前面五項技巧，才會有明顯治療效果。換句話說，只有睡眠保健的知識是不夠的，至少還要學會刺激控制、放鬆技巧等，才會對改善睡眠有所幫助。

　　在臨床協助失眠患者的過程中，也曾聽到有些患者說：「不吃藥的治療方式沒有用啦。」那是因為學習得不夠透徹，練習得不夠紮實的關係。事實上，只要願意花時間認真練習，認知行為治療是很有效果的，它確實可以有效改善失眠，減少藥物使用量，還可防止讓偶發性失眠演變成慢性失眠。

　　尤其，對於一般族群（年長者和小孩除外）的原發性失眠症，它的療效相當不錯，幾乎等同於吃安眠藥。兩者最大的差別是認知療法的功效來得慢，需要花較長的時間練習，但療效一旦發生，通常比較持久。相對的，吃安眠藥雖可立即見效、快速入睡，卻容易形成心理上的依賴，

變成不吃藥就睡不著。

　　當然，任何療法都有侷限，認知行為治療對於一般成年人的原發性失眠症效果良好，但對於特殊族群（例如年長者或小孩）、因某些疾病引起的失眠（憂鬱症、內科疾病、疼痛等），療效就較為保守，患者往往沒有明顯改善的正向感受，大部份還是要依賴藥物的輔助。

藥物治療

「聽說，吃安眠藥記性會變差，是真的嗎？」「有
人警告我，安眠藥最好少吃，因為會上癮，是真的嗎？」
「什麼是新一代的安眠藥？它有比較好嗎？和傳統安眠藥
有什麼差別？」隨著失眠人口的增加，安眠藥物的使用也
愈來愈普遍，但一般人對於藥物總是有一些疑慮，甚至心
生抗拒。

我們心目中完美的安眠藥，應該具有以下功能：快速
吸收、快速導眠、徹夜有效可以一覺到天亮、不影響原有
的睡眠結構、不小心吃過量也很安全；無殘餘效果，隔天
不會嗜睡；作用專一，幫助睡眠之外，不會產生肌肉無力
等副作用；不會有反彈性失眠（亦即停藥後不會讓睡眠變
得更糟）；沒有依賴性；不會有耐受性（亦即不需要一直
加重藥量）；不影響走路或步態與平衡的功能；不會跟其
他藥物和酒精產生交互作用；不會影響記憶；不會抑制呼
吸，否則對於睡眠呼吸中止症的患者就很危險。……

遺憾的是，如此完美的安眠藥目前並不存在。例如
要藥效夠長，維持徹夜好眠，又沒有殘餘效果，最好起床
時藥效剛好消失，就目前製藥科技而言就有困難，何況每

〔圖十七〕百分百完美的安眠藥

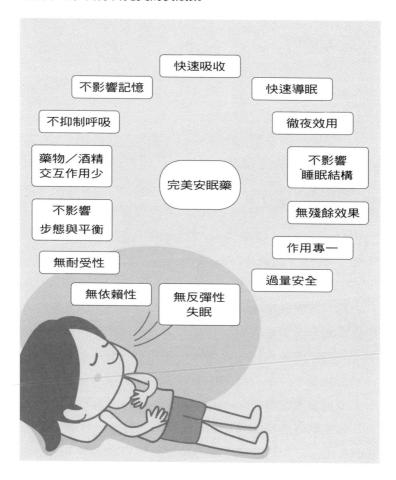

個人的代謝速率都不一樣，如何拿捏藥效的作用期並不容易。因此對醫藥界來說，「一百分的完美安眠藥」是仍待努力的方向。

國內常見的安眠藥物

以前比較常見的安眠藥多半是苯二氮平類的酣樂欣（Halcion）、樂得眠（Loramet）、悠樂丁（Eurodin）。新一代的藥物則屬於非苯二氮平類，國內較常聽到的有使蒂諾斯（Stilnox）、宜眠安（Imovane）。要注意的是，「使蒂諾斯」只是同一成分的眾多安眠藥廠牌名稱之一，國內健保給付的相同成分安眠藥中，至少還有舒夢眠（Sleepman）、樂眠（Zolman）、若定（Zolpi）等十多種。

・苯二氮平類：

傳統的安眠藥物，其作用面向非常廣泛，因此副作用也就比較多。副作用包括容易引起白天嗜睡（日間殘存效應）、舉止表現異常（反應變得遲鈍）、有些患者吃了以後記性變得不好、有反彈性失眠的問題、少許耐受性（有些人藥量會愈吃愈重）、有些人會產生心理上的依賴等。

日間焦慮與反彈性失眠最常出現於酣樂欣（藥品學名為triazolam），其他短效或中效藥品使用後也會有一兩晚

的反彈性失眠。至於服藥後會發生影響記憶、發生健忘的情形，亦最常見於酣樂欣，可使用最低有效劑量以減輕這個副作用。

· 非苯二氮平類藥：

屬於新一代的安眠藥，如使蒂諾斯、宜眠安、入眠順（Onsleep），由於其藥品學名都是Z開頭，又稱為Z家族。

新一代藥物和傳統藥物的最大差別，在於它牽涉到的作用機轉比較專一在睡眠部分，而且比較不會影響睡眠以外的其他身體機能，例如比較不會有壓抑肌肉或抑制呼吸的問題，在服用後只會單純增加睡意，不會有其他副作用，是作用專一的安眠藥。而且由於藥效相對較短，所以不容易有日間殘留，對記憶的影響或反彈性失眠的現象也相對較小。

〔圖十八〕國內有失眠症適應症之安眠藥

藥品學名	管制	常見商品名	
苯二氮平類藥物			
Estazolam	第四級	Eurodin（悠樂丁）	
Triazolam	第三級	Halcion（酣樂欣）	
Flunitrazepam	第三級	Rohypnol（羅眠樂）	
Brotizolam	第四級	Lendormin（戀多眠）	
Nitrazepam	第四級	Mogadon（眠確當）	
Midazolam	第四級	Dormicum（導眠靜）	
Nimetazepam	第三級	Erimin（愈利眠）	
Flurazepam	第四級	Dalmadorm（當眠多）	
非苯二氮平類藥物			
Zolpidem	第四級	Stilnox（使蒂諾斯）	
Zopiclone	第四級	Imovane（宜眠安）	
Zaleplon	第四級	Onsleep（入眠順）	

上市劑量	建議劑量	作用	半衰期
2 mg	1-2 mg	中效	8-24小時
0.25 mg	0.125-0.25 mg	短效	2-3小時
1 mg	0.5-1 mg	中效	10-20小時
0.25mg	0.25-0.5 mg	中短效	7小時
5mg	5-10 mg	中效	18-38小時
7.5mg	7.5-15mg	短效	1.5-2.5小時
5mg	5mg	中效	26小時
15, 30 mg	15-30 mg	長效	40-100小時
10 mg	5-10 mg	短效	1.5-2.4小時
7.5 mg	3.75-7.5 mg	短效	5-6小時
10 mg	5-10 mg	短效	1小時

醫 | 學 | 小 | 常 | 識

Z 家族藥物的特性

1. 藥效溫和安全。
2. 較不影響睡眠結構。
3. 保有睡眠品質。
4. 記憶力損害少。
5. 屬於半衰期短於五小時的藥品,較不會有隔日思睡的副作用。
6. 依賴性及耐受性低,停藥比較不會有難受或反彈性失眠的情形。
7. 某些藥品可針對個別的失眠處置,適用於個人的實際需要。
8. 較有機會採用每週二至四次的間隔性投藥。

安眠藥物的副作用

　　安眠藥的副作用是很多人關注的議題，通常醫師在開立安眠藥處方時，都會提醒病患注意；其中「反彈性失眠」及「失憶與夢遊」是需要特別提醒的兩種副作用。

‧反彈性失眠，容易造成心理依賴

　　什麼叫反彈性失眠？我們以一般的慢性病為例，譬如高血壓患者一早起來還沒吃藥時，他的收縮壓是一百八十，吃了藥以後降低為一百二十，如果把藥停掉，血壓頂多升回一百八十，不應該變成二百二十。失眠患者如果原先的症狀有五分嚴重，吃了安眠藥以後就改善了，但是，一旦把藥停掉，失眠症狀卻會反彈，變成七分或八分嚴重，讓患者感到非常挫折：「我沒吃藥真的睡不著，以後只能一輩子依靠藥物了。」不吃藥不行，感覺就宛若被安眠藥物綁架了。

　　理想的安眠藥物，最好不要有反彈性效應，它應該像眼鏡一樣，戴上之後看得非常清楚，就算不戴，一百五十度的近視也不會突然加重變成二百度或三百度，所以眼鏡只是輔助工具，有需要時再戴上就好，使用時機完全由使用者根據實際需要來決定。有反彈性失眠效應的藥物，容易形成心理上的依賴，對於長期預後的效果比較不利。

‧吃安眠藥會失憶又夢遊，要小心劑量

　　各位是否聽過有人吃了安眠藥以後，半夜起來開冰箱吃東西，隔天起床發現廚房東西亂成一團，自己卻沒有半點印象？這種失憶與夢遊的現象，不論服用傳統藥物或新一代藥物都有可能發生，只是有些藥物發生的頻率較高。發生這種現象的原因目前仍不清楚，防範方式倒是可以分為兩種。

　　第一種常見情況是，患者吃藥之後，習慣坐在客廳看一下電視、做些小事情，想要等到有睡意才上床，然而藥效發作非常迅速，可能手邊還在做事情時，神智已經恍恍惚惚了，迷迷糊糊上床，隔天醒來發現睡前的很多事情想不起來，好像失憶一般，專業用語稱之為「前行性失憶」。這種狀況比較好處理，只要讓患者養成臨睡前再吃藥、吃了藥立刻上床睡覺的習慣就可以解決。

　　另外一種情況比較麻煩，患者明明已經睡著了，半夜卻起床吃宵夜，甚至開瓦斯爐煮泡麵，吃完了碗盤放在流理台，再回房間睡覺，一切都在迷迷糊糊之間發生的確有些危險，專業用語稱為「複雜睡眠行為」，這種情形就一定要換藥，不能冒風險。

　　失憶或夢遊的情況不管是服用新藥或舊藥都有可能出

現，不過有一個傾向，就是藥的用量比較高或是年長的患者比較常出現。所以遇到這樣的情況，還是儘早和醫師討論換藥的可能性，並使用最低有效劑量以避免類似情形。

抗憂鬱藥與褪黑激素

「奇怪，我只是失眠，又沒有憂鬱症，醫師為何開憂鬱症的藥給我吃？」現在很多患者有很棒的觀念，會主動上網研究醫師所開立的藥物，並對藥物和藥效提出種種疑問。這是很好的現象。事實上，不論新型或舊型助眠劑，多半是屬於同一系列的藥物，或多或少都會有依賴的問題，會影響睡眠結構。所以有時候，臨床醫師會用一些吃了會想睡覺的抗憂鬱藥來幫助患者入眠。這類藥物比較不會造成濫用，也不會改變睡眠結構，甚至可能增加熟睡期，停藥之後也比較不會有戒斷或反彈的症狀。

但是，抗憂鬱藥畢竟不是安眠藥，所以它的助眠效果較正統的安眠藥差，而且常常伴隨副作用，患者吃了之後，隔天容易唇乾口燥、視力模糊、注意力不集中、無法專心，有時會伴隨體重增加、日間嗜睡、抗膽鹼副作用（皮膚乾熱、口乾舌燥、視力模糊、心悸、解尿困難、便秘等）、心毒症（對心臟產生毒性，造成心律不整）。尤

其，對雙極性情感性精神疾病（bipolar affective disorder）
患者，可能會誘使憂鬱期轉換成躁期，必須小心使用。

　　至於坊間經常聽到的褪黑激素，它與睡眠啟動的功能
息息相關，就像告訴我們何時要睡覺的鬧鐘一樣。如果我
們因為出國旅行的時差，或因為日夜節律異常、輪班工作

醫｜學｜小｜常｜識

雙極性情感性精神疾病

　　患者有時出現憂鬱期的症狀，有時又出現躁期的症
狀，這兩種極端的情緒反應會不斷的交互出現，又稱為
「躁鬱症」。

　　當患者處在躁期，特徵為情緒異常興奮、自我膨
脹、睡眠時數減少、健談多話、易分心、跳躍性思考。
相對的，當處於憂鬱期時，則會出現心情沮喪低沈、缺
乏活力、對任何事沒有反應或興趣、胃口變差、睡眠困
擾、無助感與無望感等。

引起的作息問題，褪黑激素可以有效幫助入睡。只是目前仍歸屬於健康食品類的褪黑激素，它的安全性及療效、萃取來源及成分、使用劑量、長期服用會不會有耐受性或副作用等訊息都不夠清楚，還是要小心使用。

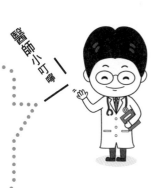

醫師小叮嚀

用藥只是一種治療方式，目的是為了恢復失眠前的生活品質。如果不喜歡服用藥物，可以搭配認知行為治療的練習，增加患者的信心，雙管齊下，是最佳的治療方式。

吃安眠藥的上癮問題

「吃安眠藥會不會上癮？」這是患者最關心的問題。所謂上癮，可以分成兩部分，其一是耐受性的問題（藥量會不會愈吃愈重），其二是依賴性的問題（會不會不吃藥就無法入睡）。

當然，從醫學的觀點來看，失眠一旦慢性化變成一種

慢性病，就需要治療。用藥只是一種治療方式，就像高血
壓或心臟病患者需要長期服用藥物一樣，這是為了控制病
情，以恢復失眠前的生活品質，不需要太緊張或抗拒。尤
其醫學研究發現，失眠和糖尿病、血糖控制不好有關。另
外，失眠也經常伴隨高血壓一起出現。如果經常睡不著，
卻沒有好好治療，可能會讓身體其它疾病更加惡化，得不
償失。因此適度使用失眠藥物，讓睡眠品質維持良好以促
進身心健康，是比藥物副作用更重要的考量。

　　失眠藥物愈吃愈重的情況在過去確實經常發生，因為
當時睡眠問題比較不受到重視，並沒有去探究失眠現象的
根源，其實大多是情緒壓力或是其他身體疾病所引起。若
這些情緒問題或身體疾病不先加以處理，失眠會愈來愈嚴
重，藥物自然也會愈吃愈多。現在，透過詳細的診斷，通
常可以找出失眠的病因，只要針對相關病因適度治療，失
眠現象就可好轉，藥物也可以逐漸減量，達到停藥的最終
目標。

　　現在安眠藥的建議劑量都是設計給沒有憂鬱症、睡
眠呼吸中止症或其他疾病的原發性失眠症患者使用。所以
如果本來只是單純性失眠，後來卻出現了憂鬱症，或是有
憂鬱症卻不自知，失眠的嚴重程度自然會有所變化，原本

有效的劑量也會跟著打折扣。這是一個值得注意的警訊。因此如果發現以前只要吃半顆藥就可以睡著，現在要加重到一顆才有效，這往往代表病情已經改變，就要趕快回去找醫師，儘快再次確認失眠原因及可能導致失眠惡化的因素，並及早治療。

總之，安眠藥物的上癮問題，只要接受正規的治療，就不需太多慮。如果擔心會有依賴問題，可以搭配非藥物的治療方法，增加患者的信心。只要失眠程度減輕，藥物就可以減少，甚至停藥，這也是失眠治療的最終目標。

安眠藥物的用藥原則

根據近年來國內外對失眠症用藥的研究，我總結了以下幾個安眠藥的使用原則：

1. 由醫師／醫療人員所建議的有效最低劑量開始服用。
2. 如果需要服用安眠藥物一段較長時間，應該採取間隔投藥，每週二至四次。針對特別有睡眠困擾的夜晚，或是特別需要良好睡眠的夜晚，將藥物保留到那時服用。
3. 對於大多數的病患而言，通常需要服用三到四週的

藥物。

4. 絕對不可擅自增加劑量。

5. 在未告知醫師之前不要自行停藥。

6. 當服用安眠藥時，晚上要避免飲酒。

7. 服用安眠藥的同時，也要配合良好的睡眠習慣。

8. 服用安眠藥時，應計劃睡足六到八小時。因為即便現在的藥效再短，但是其半衰期都在二至四小時左右，如果太晚吃或睡不足，隔天起來容易昏沈反而危險。

9. 當藥物功效不再、產生其他副作用，或者病情有所變化，都應隨時和醫師討論。

10. 須定期回診。

另外，使用安眠藥物我們可以掌握「當用則用、能省就省」（as needed use）的治療原則。假設慢性失眠症的患者每天都要吃一顆助眠劑才能安穩入睡，估計起來一個星期要吃七顆。但在認真練習認知行為治療方法之後，就有機會可以減量到一個星期只需使用兩顆半的劑量，而且生活品質一樣好，這就是「當用則用、能省就省」。這個方式可以降低對藥物依賴性，將睡眠的主控權盡量回歸到當

事人身上。

　要藥物減量，一開始可以在每個星期選擇心理負擔較輕的一兩天，練習不用藥的方式來幫助入睡，比如週末不用上班，就可以利用星期五晚上試試看。決定不用藥的當夜，可遵循睡眠保健原則與身心放鬆等認知行為治療的方法來協助入睡。有了成功經驗之後，技巧愈來愈熟練，除非有特殊情形，不然可以每天都試著以非藥物的方式協助入眠，增加不用藥的信心。這是「能省就省」的原則。

　如果根據過去的經驗預測當夜很可能會嚴重失眠，例如白天上班時被主管責罵，一整天心情很差，晚上鐵定睡不著，那麼當晚最好先練習放鬆半個小時，若練習過後還

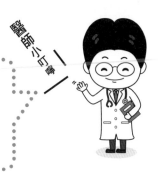

醫師小叮嚀

慢性失眠患者可以掌握「當用則用、能省就省」的原則，降低對藥物的心理依賴，將睡眠主控權回歸到自己身上。

沒睡著，就要當機立斷起床吃藥，不需要硬撐，因為在猶
豫不決間，可能時間飛逝，一下子又是半夜兩三點，這時
可能會開始擔心第二天精神不濟，更加緊張，因此倒不如
先以藥物幫助自己一夜好眠，天大的困難都等到明天睡醒
再來解決。

醫｜學｜小｜常｜識

失眠藥物治療之基本原則：

1. 有效最低劑量。
2. 間隔投藥（每週二到四次）。
3. 逐漸減藥。
4. 注意反彈性失眠。
5. 原則上僅使用三至四週藥物。
6. 若有嚴重、復發或共患有其他內科疾病，而且對非
   藥物治療效果欠佳的失眠狀況，可考慮較長期使用
   助眠劑（但需遵囑且規則追蹤）。

如果隔天特別需要精神飽滿，例如要考試或比賽、有重要會議或活動、要長途開車等等，躺了好久仍睡不著時也最好乾脆地服藥。同樣的，在睡前可以先試著練習放鬆技巧，如果半個小時之後還是睡不著，就趕快吃藥，一旦決定吃藥就不要拖，不需要浪費時間猶豫。這就是「當用則用」原則。

藥物治療只要採用「當用則用、能省則省」的原則，並以認知行為治療互相搭配使用，藥物就能成為很有效的助眠工具，不需依賴，也不需要抗拒，大大降低服用藥物的心理擔憂。

【結語】

祝福人人皆好眠

　　會走上睡眠醫學的道路，我要感謝最敬愛的恩師李宇宙醫師。他一直希望能推廣簡單易懂的睡眠保健知識，幫助國人提昇睡眠品質。或許有一天，大家的問候語會從傳統的「吃飽沒？」再加上一句「睡飽沒？」希望每一個人都可以更注重睡眠保養，並且擁有快樂的活力，享受健康的人生。

　　失眠已經成為二十一世紀的文明病，嚴重影響現代人的生活、健康、工作，以及內心的安全感與幸福感。根據台灣睡眠醫學會統計，台灣至少有六百萬人有不同程度的睡眠障礙。綜觀它對個人生活以及整體社會所帶來的影響與沈重負擔，已經是我們不得不正視的重要議題。

　　本書從睡眠的原理開始，介紹了自然節律、睡眠週期、疾病與睡眠的關係；也針對門診常碰到的問題，例如「該睡多久才是正確的？」「我這樣是失眠病嗎？」「人

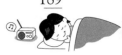

老了一定會失眠嗎？」「吃安眠藥會不會上癮？」「要怎麼學會好好睡覺？」等，逐一提出解答；最後則提出失眠治療方法，希望國人擁有正確的觀念，不要諱疾忌醫，延誤病情。事實上，目前失眠的藥物治療和認知行為治療都非常完善，只要跟醫師配合，擁有一夜好眠並非難事。

好好睡覺是人生一大樂事。祝福每位讀者都可以養成良好的睡眠習慣，享受夜夜好眠，神清氣爽迎接每一天。

【附錄一】

全國睡眠中心及睡眠檢查地點

北區

- 國立台灣大學醫學院附設睡眠中心
  http://www.ntuh.gov.tw/SLP
  台北市中正區中山南路7號東址15樓A棟
  電話：（02）2356-2755／2312-3456 轉 63611或62755

- 台北榮民總醫院睡眠檢查中心
  http://www.sleep99.com.tw
  台北市石牌路二段201號
  電話：（02）2871-2121

- 臺北醫學大學附設醫院睡眠中心
  http://www.tmuh.org.tw/tmuh_web/Sleep/Sleep.php
  台北市信義區吳興街252號
  電話：（02）5552-2850 / 02-2737-2181轉2151

- 三軍總醫院睡眠醫學中心
  http://wwwu.tsgh.ndmctsgh.edu.tw/wenslee/smcenter/
  台北市內湖區成功路二段325號
  諮詢專線：（02）8792-3311分機88202

- 新光吳火獅紀念醫院睡眠健診中心
  http://www.sleepcenter.com.tw/
  台北市士林區文昌路95號新光醫院地下二樓
  電話：（02）2833-221102#2933 或2839

- 台北市立聯合醫院陽明院區睡眠呼吸檢查中心
  http://www.tpech.gov.tw/ct.asp?xItem=41608158&CtNode=63318&mp=109181
  臺北市士林區雨聲街105號
  電話：（02）2555-3000

- 慈濟醫院台北分院睡眠中心（胸腔內科）
  http://www.tzuchi.com.tw/TzuChi/Family/Default.aspx?Action=
      ViewDetail&AppSiteID=5&IdentityID=91
  新北市新店區建國路289號
  電話：（02）6628-9779 分機2236

- 馬偕紀念醫院淡水院區健康檢查中心
  http://www.mmh.org.tw/division/tamhc
  新北市淡水區民生里民生路45號 8樓
  電話：（02）2809-4661

- 衛生署雙和醫院睡眠中心
  http://www.shh.org.tw/UI/B/B10210.aspx?id=57
  新北市中和區中正路291號
  電話：（02）2249-0088#70213

- 亞東紀念醫院睡眠中心
  http://depart.femh.org.tw/chest/5.html
  新北市板橋區南雅南路二段21號
  電話：（02）7738-7738

- 恩主公醫院睡眠中心
  http://www.eck.org.tw
  http://www.eck.org.tw/DepInfor/DEP_INTRODUCTION.
      aspx?ID=V101&Order=1&Page=1
  新北市三峽區復興路399號
  電話：（02）2672-3456

- 基隆長庚紀念醫院健康促進中心
  http://www1.cgmh.org.tw/healthpromotion/service
  基隆市安樂區麥金路222號
  電話：（02）2431-3131轉2177（健康促進中心）

- 長庚紀念醫院桃園分院睡眠中心
  http://www1.cgmh.org.tw/sleepcenterlnk/contact.html
  桃園縣龜山鄉舊路村頂湖路123號B1
  電話：（03）319-6200 分機 2680 或 2681

- 敏盛綜合醫院經國院區
  http://www.e-ms.com.tw
  桃園市經國路168號
  電話：（03）317-9599

中區

- 中國醫藥大學附設醫院睡眠醫學中心
  http://www.cmuh.cmu.edu.tw/web/17944
  台中市北區育德路2號
  電話：（04）2205-2121#1781

- 台中榮民總醫院睡眠中心（特別門診：打鼾特診、睡眠醫學）
  http://www.vghtc.gov.tw
  http://www.vghtc.gov.tw/GipOpenWeb/wSite/sp?xdUrl=/wSite/query/Doctor/
       GetDoctorList.jsp&ctNode=262&ctNode=262&mp=1&idPath=213_262
  台中市西屯區台中港路三段160號
  電話：（04）2359-2525#3225

- 澄清醫院中港院區
  http://www.ccgh.com.tw
  台中市中港路三段118號
  電話：（04）2463-2250

- 中山醫學大學附設醫院（中興院區）睡眠檢查中心
  http://cs.csh.org.tw/cs/Default.aspx
  台中市南區復興路二段11號
  電話：（04）2262-1652#71217

- **林新醫院睡眠檢查中心**
  http://www.lshosp.com.tw/chian/e1-7a.htm
  台中市南屯區惠中路三段36號B棟3樓
  神經內科：（04）2258-6688分機6390
  E-mail:Ls4664@Lshosp.com.tw

- **保健安睡眠醫學檢查中心**
  http://www.sleepbga.com.tw
  台中市北區五權路482號
  電話：（04）2201-3333#281

- **行政院衛生署豐原醫院**
  http://www.fyh.doh.gov.tw
  台中縣豐原市安康路100號
  電話：（04）2527-1180

- **大里仁愛醫院**
  http://www.jah.org.tw
  台中縣大里市東榮路483號
  電話：（04）2481-9900

- **彰化基督教醫院睡眠中心**
  http://www.goodsleep.org.tw
  彰化縣彰化市南校街135號
  電話：（04）723-8595

- **財團法人彰濱秀傳紀念醫院睡眠中心**
  http://www.cbshow.org.tw/changbin
  彰化縣鹿港鎮鹿工路六號（彰濱工業區）
  電話：（04）7813-888

東區

- **羅東博愛醫院睡眠檢查中心**
  http://www.pohai.org.tw
  宜蘭縣羅東鎮南昌街83號
  電話：（03）954-3131分機33

- **慈濟綜合醫院花蓮醫學中心**
  http://www.tzuchi.com.tw
  花蓮市中央路三段707號
  電話：（03）856-1825
  傳真：（03）856-0977
  E-mail:tcmweb@tzuchi.com.tw

南區

- **慈愛綜合醫院**
  雲林縣西螺鎮新豐里新社321-90號
  電話：（05）587-1111

- **大林慈濟醫院睡眠中心**
  http://dl.tzuchi.com.tw/sleep
  嘉義縣大林鎮民生路2號

- **天主教聖馬爾定醫院睡眠中心**
  http://www.stm.org.tw
  嘉義縣嘉義市大雅路二段565號
  電話：（05）275-6000

- **財團法人奇美醫院睡眠中心**
  http://ezsleep.tw
  台南縣永康市甲頂里中華路901號
  電話：（06）281-2811分機57531

- 台南市立醫院睡眠中心
  http://www.tmh.org.tw
  台南市東區崇德路670號
  電話：（06）260-9926

- 高雄長庚紀念醫院睡眠醫學中心
  http://www1.cgmh.org.tw/intr/intr4/c8130/sleep/intro.asp
  高雄縣鳥松鄉大埤路123號
  電話：（07）731-7123

- 高雄醫學大學附設中和紀念醫院睡眠中心
  http://www.kmuh.org.tw
  高雄市三民區自由一路100號
  電話：（07）312-1101

- 高雄榮民總醫院胸腔內科
  http://www.vghks.gov.tw/cm/intro.htm
  高雄市左營區大中一路386號
  電話：（07）342-2121
  E-mail:wwwcm@vghks.gov.tw

- 財團法人義大醫院睡眠中心
  http://www.edah.org.tw/index.asp
  高雄市燕巢區角宿里義大路1號
  電話：（07）615-0011 / 952-0011

【附錄二】

延伸閱讀

- 《健康，從睡眠開始！台大醫院睡眠中心的22堂課》（2013），台大醫院
  睡眠中心團隊，原水。
- 《好好睡：睡好覺小撇步》（2013），林宜靜，聯合報。
- 《改善睡眠品質的20個妙招：解決睡眠障礙，讓你一覺睡得飽、睡得好》
  （2013），國醫健康絕學編委會，華威文化。
- 《睡眠：不花錢健康法之2》（2012），神山潤，新自然主義。
- 《不要再打鼾了：要命的睡眠呼吸中止症！》（2012），蕭光明，健康世界。
- 《睡好覺：改善你的枕頭、睡姿、睡眠環境，遠離失眠不是夢，
  病痛統統不見了！》（2012），山田朱織（Yamada Syuori），時周。
- 《告別失眠，數羊的日子bye-bye！》（2012），陳可卉 ，活泉。
- 《為什麼就是睡不著：失眠，安眠藥不是萬靈丹》（2012）， 周舒翎，
  大塊文化。
- 《讓你不失眠的健康術》（2012），李馥，采竹。
- 《揭開睡眠的真相》（2011），羅友倫、陳盈盈，天下雜誌。
- 《睡眠好，身體自然好》（2011），大谷憲，臺灣東販。
- 《我能讓你不再失眠》（2011）， 保羅・麥肯納（Paul McKenna, Ph.D），
  遠流。
- 《睡得好，健康沒煩惱：簡單生活六步驟，和失眠說BYE-BYE》（2011），
  李馥，采竹。

- 《修復身體的黃金7小時：睡眠名醫教你消除萬病的睡眠祕訣》（2011），宮崎總一郎，大是文化。
- 《失眠自療：認知行為治療》（2011），鄭健榮，天地圖書（香港）。
- 《這樣做不失眠》（2011），李彥岐，種籽文化。
- 《睡覺為什麼會做夢？夢遊、說夢話、鬼壓床等睡眠的科學解密》（2010），堀忠雄（Tadao Hori），晨星。
- 《失眠可以自療》（2010），楊建銘，時報出版。
- 《不再失眠》（2010），保羅·果文斯基、 亞瑟·史皮爾曼（Paul Glovinsky, Arthur Spielman），書泉。
- 《治療失眠的55個有效調養方式》（2010），小林慧美編著，菁品文化。
- 《睡眠圖解事典》（2009），涉井佳代、遠藤拓郎，瑞昇。
- 《睡眠問題：心理治療/DIY》（2009），馮觀富，高雄復文。
- 《健康6+1－失眠》（2009），張揆一、鄭秀華，萬里機構。
- 《李宇宙好眠自助寶典》（2007），李宇宙、陳錫中，康健。
- 《哈佛醫生的優質睡眠全書》（2007），羅瑞斯·艾普斯坦（Larence J. Epstein），商周。
- 《失眠》（2007），李信謙、盧世偉、張家蓓、李純佳，晨星。
- 《失眠中醫典籍彙編（附光碟）》（2007），李世滄，行政院衛生署中醫藥委員會。
- 《給你好睡眠》（2005），克里斯·艾德辛科斯基（Chris Idzikowski），高寶。

臺大醫師到我家・精神健康系列
夜夜好眠：擁抱睡神，不再失眠
Sleep Soundly Every Night: Cuddling Hypnos,
Cradling Sleeplessness
作　　者—陳錫中（Hsi-Chung Chen）

總 策 劃—高淑芬
主　　編—王浩威、陳錫中
合作單位—國立臺灣大學醫學院附設醫院精神醫學部
贊助單位—財團法人華人心理治療研究發展基金會

出 版 者—心靈工坊文化事業股份有限公司
發 行 人—王浩威　　　總 編 輯—王桂花
企劃總監—莊慧秋　　　主　　編—周旻君
文字整理—林秋芬　　　文稿協力—瞿欣怡
特約編輯—王祿容　　　美術編輯—黃玉敏
內頁插畫—史恩熊

通訊地址— 106 台北市信義路四段53巷8號2樓
郵政劃撥— 19546215　　戶名—心靈工坊文化事業股份有限公司
電話—02）2702-9186　　傳真—02）2702-9286
Email—service@psygarden.com.tw
網址—www.psygarden.com.tw

製版・印刷—彩峰造藝印像股份有限公司
總經銷—大和書報圖書股份有限公司
電話—02）8990-2588　　傳真—02）2990-1658
通訊地址—242台北縣新莊市五工五路2號（五股工業區）
初版一刷—2013年9月　ISBN—978-986-6112-79-9　定價—240元
初版二刷—2020年12月

國家圖書館出版品預行編目（CIP）資料

夜夜好眠：擁抱睡神，不再失眠／陳錫中作. ── 初版. ── 臺北市：
心靈工坊文化，2013.09
　　面；公分（Mental Health；03）（臺大醫師到我家，精神健康系列）
　　ISBN 978-986-6112-79-9（平裝）

　　1. 睡眠　2. 失眠症　3. 健康法

411.77　　　　　　　　　　　　　　　　　　　　　　　102015598

心靈工坊 PsyGarden 書香家族 讀友卡

感謝您購買心靈工坊的叢書，為了加強對您的服務，請您詳填本卡，
直接投入郵筒（免貼郵票）或傳真，我們會珍視您的意見，
並提供您最新的活動訊息，共同以書會友，追求身心靈的創意與成長。

書系編號―MH 003　　書名―夜夜好眠：擁抱睡神，不再失眠

姓名　　　　　　　　　　　是否已加入書香家族？ □是　 □現在加入

電話（O）　　　　　　（H）　　　　　手機

E-mail　　　　　　　　　　　　生日　　年　　月　　日

地址 □□□

服務機構（就讀學校）　　　　　　　職稱（系所）

您的性別―□ 1. 女　□ 2. 男　□ 3. 其他

婚姻狀況―□ 1. 未婚 □ 2. 已婚 □ 3. 離婚 □ 4. 不婚 □ 5. 同志 □ 6. 喪偶
□ 7. 分居

請問您如何得知這本書？
□ 1. 書店　□ 2. 報章雜誌　□ 3. 廣播電視　□ 4. 親友推介　□ 5. 心靈工坊書訊
□ 6. 廣告 DM　□ 7. 心靈工坊網站　□ 8. 其他網路媒體　□ 9. 其他

您購買本書的方式？
□ 1. 書店　□ 2. 劃撥郵購　□ 3. 團體訂購　□ 4. 網路訂購　□ 5. 其他

您對本書的意見？

封面設計　　　　□ 1. 須再改進 □ 2. 尚可 □ 3. 滿意 □ 4. 非常滿意
版面編排　　　　□ 1. 須再改進 □ 2. 尚可 □ 3. 滿意 □ 4. 非常滿意
內容　　　　　　□ 1. 須再改進 □ 2. 尚可 □ 3. 滿意 □ 4. 非常滿意
文筆／翻譯　　　□ 1. 須再改進 □ 2. 尚可 □ 3. 滿意 □ 4. 非常滿意
價格　　　　　　□ 1. 須再改進 □ 2. 尚可 □ 3. 滿意 □ 4. 非常滿意

您對我們有何建議？

廣　告　回　信
台北郵局登記證
台　北　廣　字
第　1 1 4 3　號
免　貼　郵　票

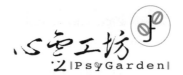

10684 台北市信義路四段 53 巷 8 號 2 樓
讀者服務組　收

免　貼　郵　票　　　　　　（對折線）

加入心靈工坊書香家族會員
共享知識的盛宴，成長的喜悅

請寄回這張回函卡（免貼郵票），
您就成為心靈工坊的書香家族會員，您將可以──

隨時收到新書出版和活動訊息
....
獲得各項回饋和優惠方案
....